COLLANA MEDICO-PSICO-PEDAGOGICA

Aggiornamenti

Il *Kromos* è un Centro privato di studi specialistici fondato nel 1985, nel quale viene svolta attività clinica e di consulenza rivolta a persone di ogni età, formazione e ricerca.

L'obiettivo che si è proposto fin dalla sua origine è quello di fornire un autentico sostegno ed un efficace aiuto a persone con difficoltà e disagi, accompagnandole in un percorso che possa consentire loro la riscoperta di forze, potenzialità, risorse e il raggiungimento di un valido equilibrio psicofisico e socio-relazionale.

L'attività clinica si avvale di un servizio diagnostico e di consulenza per la definizione di un progetto terapeutico e di un servizio psicologico, psicoterapeutico, pedagogico clinico, psicomotorio funzionale e di Reflecting, orientati ad interventi individuali, di coppia o di gruppo. Il Centro offre inoltre servizi di supervisione e consulenze tecniche e peritali, nonché una attività parallela di formazione ed aggiornamento orientata a promuovere corsi e seminari per enti pubblici o privati.

Oltre alla presenza di specialisti interni, il *Kromos* può contare sulla collaborazione di psichiatri, neuropsichiatri infantili e altri consulenti, mantenendo così un'ottica multidisciplinare di scambio professionale.

Simone Pesci - Valentina Benoni Degl'Innocenti -
Marta Mani - Guido Pesci

INTERVENTI CLINICI

ARMANDO
EDITORE

PESCI, Simone – **BENONI DEGL'INNOCENTI**, Valentina – **MANI**, Marta – **PESCI**, Guido
Interventi clinici ;
Roma : Armando, © 2009
208 p. ; 22 cm. (Aggiornamenti Medico-psico-pedagogica)

ISBN: 978-88-6081-522-4

1. Casi clinici e trattamenti
2. Difficoltà di apprendimento
3. Ansia, depressione / Terapia di coppia

CDD 150

Viale Trastevere, 236 - 00153 Roma
Direzione - Ufficio Stampa 06/5894525
Direzione editoriale e Redazione 06/5817245
Amministrazione - Ufficio Abbonamenti 06/5806420
Fax 06/5818564
Internet: http://www.armando.it
E-Mail: redazione@armando.it ; segreteria@armando.it

03-03-009

SOMMARIO

INTRODUZIONE

In questo momento storico è assai viva l'attenzione nei confronti delle persone in difficoltà e non mancano gli impegni rivolti a trovare diverse e più rispettose modalità di accoglienza, nonché progrediti criteri diagnostici per essere ben orientati nella ricerca di efficaci interventi di aiuto. Diagnosi che svelino il testo della soggettività e il complesso delle diverse necessità, che diano assetto a teorie e prassi per un'azione che escluda qualsiasi improvvisazione. L'impegno concreto, profuso nell'intento di raggiungere questi obiettivi in aiuto alla persona con disarmonie e disagi e di mettersi al servizio della comunità, viene evidenziato nelle pagine che seguono.

Vengono esposti gli studi empirici e alcuni dei metodi e delle tecniche innovative ideate e legittimate dagli interventi clinici condotti presso il Centro Studi Specialistici *Kromos*[1], quale testimonianza di ciò che è possibile realizzare armonizzando i contributi in maniera flessibile all'individualità maturativa, alle disposizioni motivazionali, alle caratteristiche cognitive e fisiche, all'entità psichica inedita di ciascun soggetto. Il *Kromos* è un centro in cui l'agire professionale interdisciplinare coinvolge psicologi, psicoterapeuti, pedagogisti clinici ed altri specialisti, orientati all'obiettivo comune di affrontare sia a livello teorico che operativo ogni problema in tutte le sue sfaccettature, ed è concepito e avvalorato

---

[1] Il Centro Studi Specialistici *Kromos* si trova a Firenze in Viale Europa 153-155, tel. 0556531816/0556821548/0556532802.

da un efficace rapporto tra le necessità e le modalità adeguate per soddisfarlo. Una collaborazione da cui traspare la validità delle intese e delle norme ormai consolidate nel tempo, ispirate da scelte operative rivolte a fronteggiare i tanti elementi di problematicità e complessità, nel rispetto della globalità della persona, intesa come protagonista del proprio cambiamento. In questo orizzonte di dialogo e di scambio fra professioni sanitarie ed educative, fortemente voluto da coloro che operano all'interno del Centro Studi Specialistici *Kromos*, si salda la finalità di fornire al sociale risposte maggiormente significative, sostenute dalla connessione dei saperi e del saper fare, del raggiungere con diverse attenzioni il moltiplicarsi delle opportunità offerte alle persone che vivono in condizioni di sofferenza e disadattamento.

Dalle pagine del volume risaltano la serietà e l'esperienza dei clinici coinvolti e il rigore del loro *modus operandi*, caratterizzato dalla preoccupazione di sostanziare e definire ogni prefigurazione di una strada possibile tra molte alternative, che prima di essere attuate comportano uno studio e una verifica riguardo alla loro correttezza operativa e deontologica. L'alto profilo professionale e scientifico degli specialisti trova conferma nel testo dall'esposizione di una serie di interventi che, previo un preliminare lavoro finalizzato alla salvaguardia della *privacy*, vengono illustrati con sintesi articolate e ragionate sulle scelte pragmatiche; vengono inoltre documentate le diverse programmazioni e le tecniche utilizzate con lo scopo di portare un tangibile aiuto a persone di età diverse e con differenti disturbi.

Gli interventi esposti in queste pagine sono stati realizzati utilizzando un elevato numero di nuovi metodi, tecniche e strumentari, protetti da marchio registrato e da brevetti, frutto della ricerca condotta dagli esperti del Centro *Kromos* in collaborazione con l'ISFAR-Istituto Superiore Formazione Aggiornamento e Ricerca[2] e già accolti dal mondo scientifico con grande fervore ed entu-

---

[2] L'ISFAR – Istituto Superiore Formazione Aggiornamento e Ricerca – ha sede a Firenze, in viale Europa 185/b (info@isfar-firenze.it, www.isfar-firenze.it, www.isfar.tv).

siasmo. Essi si sono rivelati molto utili per venire in aiuto alla persona e hanno permesso di maturare esperienze e raggiungere un'ampia efficacia sul piano clinico.

Questo libro dal carattere pratico, mosso dall'esigenza di trasmettere un valido contributo esperienziale illustrando in maniera argomentata ciascun intervento, ben si destina a studenti, a coloro che si stanno formando per acquisire una pratica professionale e a quanti già operano in ambiti di aiuto alla persona, nonché a coloro che sono interessati ad approfondire o ad apprendere nuove metodologie di tipo interdisciplinare.

La lettura di questo volume può essere di stimolo alla riflessione e guidare nella pratica clinica, a testimonianza che i risultati di un valido percorso terapeutico possono essere raggiunti grazie all'impegno, alla costante dedizione e al continuo aggiornamento di chi crede fermamente nel proprio lavoro.

Capitolo I

METODI DI INTERVENTO

Un paziente lavoro di ricerca scientifica, studi teorici e sperimentazioni pratiche condotte nel Centro Studi Specialistici *Kromos* e in altri centri affiliati hanno permesso di accertare e garantire la validità di metodi e tecniche di intervento perfezionati a favore di soggetti con disturbi specifici, difficoltà e disagi. I soddisfacenti risultati conseguiti nell'utilizzo di questi metodi ci hanno indotto ad assolvere l'impegno morale di diffonderli affinché siano sempre di più coloro che possono trarne vantaggio e uscire dall'emarginazione, dal dolore e dal disorientamento. Le modalità di intervento impiegate sono sostenute da recenti innovazioni metodologiche in gran parte tutelate da marchio registrato, da diverse strategie e da principi dinamici, mediante approcci che si avvalgono di molteplici contributi specialistici miranti alla personalizzazione dell'esperienza, capaci di favorire un'equilibrata evoluzione sociorelazionale e psicoaffettiva, superare disturbi dell'espressione, migliorare la comunicazione e il rapporto.

La pratica clinica e l'attività di ricerca scientifica condotte presso il centro di sperimentazione *Kromos*, in collaborazione con l'ISFAR-Istituto Superiore Formazione Aggiornamento e Ricerca che detiene l'esclusività dei metodi impiegati, hanno permesso di perfezionare gli interventi e le tecnologie fino a raggiungere risultati assai significativi, orientati dal principio dinamico che una persona segue un particolare processo di evoluzione, accede ad una propria individualità maturativa, si propone con disposizioni motivazionali, caratteristiche cognitive e fisiche, tratti affettivo-conativi, sentimenti, atteggiamenti e meccanismi inconsci individuali da indagare e comprendere. È dunque attraverso l'analisi delle differenti modalità espressive, delle potenzialità, delle capacità e della traduzione dei significati emotivo-relazionali, che è possibile trovare il giusto orientamento per l'intervento di aiuto.

Per aiutare la persona non si può trascurare l'incidenza negativa dei suoi possibili disagi emotivi ed esistenziali, delle sue carenze nei presupposti di abilità e disponibilità; occorre saper leggere tutto ciò che essa svela, descrive, tutto ciò che manifesta il "testo" della sua soggettività. A tal fine si è rivelato indispensabile anche un diverso e complesso processo diagnostico.

La persona è una *entità psichica inedita* che ci parla riferendoci il complesso stato di necessità che deve trovare soluzione; un insieme di problemi diversi che per poter essere affrontato impone allo specialista di non ritenere adeguato in *assoluto* un metodo o una tecnica, bensì di armonizzarli in modo flessibile, tenendo ben presenti i bisogni del soggetto e gli obiettivi che si vogliono raggiungere nella situazione specifica e non *applicandoli* dunque come una ricetta o utilizzandoli come istruzioni da seguire. È infatti proprio la flessibilità che permette al clinico di operare una puntuale selezione tra il bagaglio di metodi e tecniche a sua disposizione per garantire un intervento di aiuto mirato, nonché polidirezionale e polisistematico.

I molteplici strumenti di lavoro di cui si avvalgono gli operatori del Centro Studi Specialistici *Kromos* consentono, grazie alla loro adattabilità, di guidare l'agire in situazioni diverse, di prospettare orientamenti clinici che si traducono di volta in volta in azioni specifiche pertinenti e commisurate a situazioni uniche e irripetibili. L'obiettivo precipuo è la soddisfazione dei bisogni e può essere raggiunto se viene seguito un "programma a spirale" con cui stabilire, per ogni persona, con grande attenzione, sulla scia di ogni segnale informatore sulla sua abilità-disponibilità, ciò che bisogna fare prima e ciò che deve essere fatto in seguito.

Le esperienze analizzate in queste pagine confermano questi principi rappresentandone altresì l'attualizzazione pratica, soddisfatta con metodi, tecniche e tecnologie appropriati, studiati, verificati e impiegati in dinamiche relazionali, tenendo conto della contestualizzazione degli interventi e dell'interrelazione delle variabili.

Abbiamo ritenuto necessario far precedere l'esposizione di interventi a favore di soggetti in difficoltà da una breve elencazione e illustrazione dei metodi, allo scopo di agevolare il lettore nell'accedere più speditamente alla loro traduzione ogni volta che li trova richiamati nelle formulazioni dei contenuti operativi. Tali metodologie sono frutto di un'idea di rigore e di rispetto delle procedure di indagine, quale garanzia della validità e attendibilità dei risultati e della loro scientificità; l'acquisizione di nuove conoscenze ha reso possibile attività-in-contesto congruenti con procedure regolate allo scopo di raggiungere gli obiettivi. Oltre ai metodi descritti in questo capitolo, nel corso della trattazione ne vengono approfonditi altri sostenuti dalla loro specifica applicazione.

Dei metodi impiegati negli interventi clinici presentati alcuni sono ampiamente conosciuti in ambito specialistico, altri sono esclusivi del Centro Studi Specialistici *Kromos*, tuttavia tutti vengono illustrati con una breve descrizione con l'intento di far trasparire il lato pratico o applicativo e la rispettiva idoneità ad emulsionare la capacità di godere delle sensazioni che affiorano alla coscienza, di strutturare un accordo tra completezza emotiva e completezza fisica, di offrire esperienze e conoscenze di sé e raggiungere le sorgenti di benessere e di libertà. Essi rappresentano dei contributi stimolatori per canalizzazioni diverse e in risposta a differenti condizioni iniziali di necessità, intesi a promuovere un'efficace e attiva partecipazione di tutti gli organi in risposta al desiderio di ottenere una migliore padronanza delle potenzialità e abilità fisiche e psichiche, attratti da un principio equilibratore idoneo per sviluppare una personalità armonica.

Ciascuno dei metodi, pur nella propria, complessa, varia e multiforme modalità di applicazione, attesta come la persona nella sua totalità, e non i singoli settori che la "compongono", possa raggiungere uno stato di sollievo e di fiducia, una cura e un rispetto di sé, che le consentono di ottenere un progressivo controllo e soddisfare il profondo desiderio di eliminare la presenza di un fenomeno critico, nonché di prevenire e difendersi da nuovi possibili disagi.

Metodi immaginativo-fantasmagorici, suggestionali e ipnotici

Il metodo *FantasmaSonie*® va oltre la personalità cosciente e include l'accesso agli aspetti inconsci fino a contribuire ad importanti modificazioni del fondo fanstasmatico, nella consapevolezza che l'individuo è e agisce in base all'immagine profonda che ha di se stesso. Risultati che si possono ottenere unicamente con un linguaggio interpretabile dall'inconscio, con l'esprimersi mediante simboli universali che hanno in sé qualcosa che va oltre il loro significato ovvio e immediato, e il cui rapporto tra di essi e ciò che simboleggiano è radicato nell'affinità tra esperienza sensoria, emozione e pensiero, condiviso da tutti gli esseri umani.

Le immagini simboliche che vengono proposte in questo metodo rappresentano la linea di congiunzione fra il pensiero e il sentimento, il cui rapporto interessa le implicazioni perfezionanti e maturanti nei confronti della sfera affettivo-volitiva, tutte ampiamente verificate con riscontri assai significativi.

Le FantasmaSonie sono un perfezionamento del metodo *Terapia Natura* (Pesci, 1981), sperimentato già prima degli anni Ottanta e presentato al XIX Congresso degli Psicologi Italiani sul tema "La società trasparente", tenutosi ad Urbino dal 22 al 26 settembre 1981, nato per ovviare agli insuccessi originatisi fino ad allora dal sussidio di musiche impiegate per energizzare le sollecitazioni fantasmagoriche. Nel combinare le fantasmagorie con suoni-rumore vinti nella loro anemia dal *dolby* digitale, la persona è catturata dal rombo dei tuoni, dal fruscio delle foglie, dal rumoreggiare delle acque, dal trotto dei cavalli, da sensazioni straordinarie che la grande estensione e varietà dei suoni creano nell'intimità del Sé profondo.

Il metodo *CaleIdeoscopie*® richiama il caleidoscopio, "oggetto che permette di vedere belle forme", e infatti ha trovato ispirazione da esso, e per qualche tempo, nelle prime sperimentazioni degli anni Ottanta, ha preso il nome di "Tecnica Caleidoscopica".

Il caleidoscopio ora è chiamato a produrre idee: Ideoscopia è la scopia delle idee. Si richiede alla persona di trattenersi davanti ad un'immagine simbolica scomposta in tanti pezzi per assistere alle forme frammentate di essa, la cui frammentazione può rievocare conflitti e poteri, aspetti chiari e oscuri, disarmonie o intese, apparenze oscure o luminose, generare effetti suggestivi intensi. Le diverse parti isolate, generano altre parti che si incontrano, si riuniscono e l'opacità, l'oscuro, con gradualità, si muta in trasparenza che consente di vedere e di essere inondati dal significato simbolico dell'immagine.

L'*ImagEvolution*® è un metodo di intervento che include la possibilità di modificare con il linguaggio simbolico, il fondo fantasmatico di un individuo, ovvero il campo delle sue fantasie inconsce e, a poco a poco, anche il suo comportamento nella realtà.

Il metodo non prevede di attivare descrizioni o narrazioni e considera il linguaggio parlato inefficace rispetto alla proprietà e alla funzione energetico-psichica che i simboli hanno di incidere sull'inconscio. L'*ImagEvolution* si fonda sul merito delle immagini simboliche ed è a queste che si appella per permettere alla persona di recuperare con un'intensa partecipazione emotiva le caratteristiche originarie, intime del proprio essere, calandosi negli strati più primitivi dell'inconscio, fino a viverli con un intenso e realistico coinvolgimento, muovendo, in tal modo, verso processi di sviluppo interiore e di maturazione della personalità.

Le *PsicoFiabe*®, servendosi delle *imagos*, ci introducono nel mondo simbolico e ci indirizzano a qualcosa di profondo e di geneticamente precoce. Incoraggiare la fantasia immaginativa significa offrire all'individuo l'opportunità di affrontare la realtà interiore, muovere verso il superamento dei suoi disagi e facilitare l'affermazione progressiva della sua personalità.

Le PsicoFiabe, metafora e allegoria della vita, si propongono quale oggetto intermediario per introdurre il bambino nel proprio mondo simbolico, avvicinarlo in chiave simbolica ai propri conflitti e percorrere i paesaggi interiori, divenendo mezzo induttore e catalizzatore di cambiamenti, espansioni e trasformazioni. Sono sollecitazioni archetipiche che suggeriscono un cammino verso un obiettivo per raggiungere il quale occorre fare qualcosa di positivo, di costruttivo e di socialmente utile, garantendo perciò al soggetto il ritrovamento della volontà, della determinazione e del desiderio di vivere la vita con entusiasmo. Una rassicurazione sul futuro, una presa di coscienza per poter concludere felicemente ciò che sente dentro.

La *CyberClinica®* aiuta la persona a ritrovare nuove e diverse abilità e disponibilità attraverso le informazioni che riceve dalle azioni che compie e che con adeguatezza ed efficacia modificano le sue successive azioni e manifestazioni. All'immagine fallimentare di sé, alla frustrazione che ne deriva, alla carenza di sicurezza, al senso di solitudine, di incertezza, ai risentimenti e all'aggressività, le espressioni dichiarative verbali con diversi engrammi notificatori riescono a contrapporre immagini di sé positive fino a far ritrovare il coraggio, la volontà, la stima, la fiducia e una diversa determinazione. Si tratta di immagini dichiarative verbali, frasi descrittive, affermazioni indirizzate a creare l'abitudine a rimanere orientati su messaggi positivi, idonei a fronteggiare ogni cicatrice emotiva, affettiva e relazionale. Un autosviluppo che si basa sul diretto riflesso di pensieri e convinzioni contenuti nelle affermazioni che si manifestano attraverso le parole che, se ripetute, generano comportamenti corrispondenti.

Ipnosi clinica. Si tratta di un processo di comunicazione interpersonale capace di evitare la critica, abbattere il grado di vigilanza, raggiungere uno stato di *détente* e aprire una via di accesso ad una maggiore suscettibilità, all'assorbimento di suggerimenti e stimolazioni. Ciò offre alla pratica clinica l'occasione di originare nel soggetto emozioni potenti ed efficaci che, in mancanza di un vuoto di potere e un'attenzione selettiva, permettono di influire sulle condizioni psichiche, somatiche e viscerali: un susseguirsi dinamico di manifestazioni in cui sono coinvolte azioni e reazioni sia fisiologiche sia psicologiche. Tale intervento clinico si avvale, oltre che dello stato di *trance*, della regressione di età, di sogni esplorativi, di visualizzazioni, di ordini "strumentali", di "ancoraggi", della scrittura automatica, per ottenere così ampie ed efficaci modificazioni a carico di disturbi psicosomatici; delle nevrosi, di forme inibitorie e angoscianti, fino ad offrire ampi e utili contributi per vincere i complessi e i sensi di colpa e favorire la coltivazione dei rapporti affettivi; un'azione ipnotica che non dimentica la contraccezione né il parto in ipnosi.

Metodi dialogico-corporei

Metodi basati sulla contrazione e decontrazione muscolare

Il metodo *Jacobson* comporta un rilassamento progressivo nell'educazione e rieducazione dell'equilibrio delle forze nervose e fisiche. È un metodo *attivo* in quanto la regolazione del tono si raggiunge mediante movimenti volontari; *progressivo* poiché si caratterizza in una scansione rigorosa di fasi attraverso le quali si perviene ad una totale distensione; *analitico* in quanto il rilassamento avviene analizzando sistematicamente le sensazioni relative ai singoli muscoli e parti del corpo; *periferico* in quanto si occupa esclusivamente di muscoli; *conscio* in quanto il soggetto deve prendere coscienza della sensazione provocata dalla contrazione e decontrazione muscolare.

Il *Discover Project*® è un metodo educativo che agisce contemporaneamente sul tono muscolare, sull'equilibrio neurovegetativo e sulla sfera affettiva del soggetto. Il fine è quello di agire su tutto il corpo inteso come centro coordinatore delle esperienze e asse di un nuovo e più adatto orientamento verso la vita.

Metodi basati sulle mobilitazioni passive dei vari settori corporei

Il *Wintrebert* è un metodo periferico di carattere globale, mirato esplicitamente al rilassamento corporeo attraverso mobilizzazioni passive, una modalità particolarmente indicata nell'educazione psicomotoria dell'infanzia. Esso comprende una regolazione tonico-muscolare e un successivo riadattamento dei movimenti.

Il *Trust System*® ha tipicità e peculiarità che lo contraddistinguono come metodo che si prefigge scopi innovativi, ovvero attivare le capacità interpretative delle senso-percezioni intero ed esterocettive, affinare la conoscenza del sé corporeo e migliorare ed ottimizzare il controllo di sé. È un metodo educativo che permette di liberare il soggetto da ogni stratificazione sedimentaria tensionale per riconquistare la calma psicofisica, indispensabile premessa ad una presa di coscienza del proprio corpo per una piacevole ricerca di sé ed una diversa capacità di rapporto con gli altri.

Metodi basati su stimolazioni tattili

Il *BodyWork*® è un metodo che per mezzo della tattilità garantisce disponibilità e piacere ad abitare positivamente il proprio corpo fino a renderlo dialogante, disponibile allo scambio. Preziosi *effleurages*, parole tattili che sollecitano sensazioni efficaci, forme di comunicazione non verbale importanti e piacevoli, idonee a placare le tensioni, capaci di sostentare la conoscenza di sé, mantenere vivo l'equilibrio delle emozioni e rendere più disponibili e sereni. Le stimolazioni tattili riescono assai bene a far dialogare l'uomo con il proprio corpo biologico – corpo oggetto – ma anche con quello psicologico – corpo soggetto –, per fargli avere coscienza di essere un corpo e di vivere e comunicare con esso. Una relazione che si realizza attraverso il corpo, strumento di un'esperienza soggettiva con la quale l'individuo costituisce e struttura il senso stesso della sua esistenza nel mondo.

Metodi con intermediario

Il metodo *Touch-Ball*® vuole liberare la persona dal proprio blocco inibitorio, dalla propria vulnerabilità per ridonarle l'opportunità di confrontarsi con la propria unità cosciente e inconscia, acquisire nuova fiducia e controllo di sé, fino a raggiungere un personale equilibrio. Un dialogo, quello offerto dal Touch-Ball, soddisfatto da una particolare palla monocromatica, vibratoria e sonora, studiata per favorire l'esplorazione del corpo; una palla che svela i disagi, distribuisce energie ed elimina le resistenze e le tensioni interiori.

Metodi espressivo-segnici e cromatici

Il metodo *Bon Geste* si propone di educare al ritmo, al suono e al movimento, alle abilità distributive tonico-muscolari, appercettive e cinestetiche fino a far conoscere e riconoscere alla persona il valore del gesto, a farle acquisire una capacità gestuale organizzata su ritmi e canti resi visibili dalle tracce che il corpo lascia, inizialmente in campo vuoto e poi su una lavagna bianca a parete, dove vengono graficamente rappresentati il carattere dinamico, timbrico ed egogico, oltre a quello espressivo-emozionale. Il metodo si avvale di tecniche di movimento rivolte a sviluppare la conoscenza dei segmenti, la loro posizione, il loro stato di tensione, di equilibrio, sia in condizioni statiche che dinamiche e ciò comporta quindi un'esplorazione degli impulsi, delle accelerazioni, dei frenaggi, di tutto quello che permette di donare un'orditura all'organizzazione e una rappresentatività al proprio corpo.

Il *Prismograph*® è un metodo rivolto a prevenire insufficienze e difficoltà nel controllo del gesto grafico, a rinforzare ogni capacità di rappresentazione fino a sostenere la persona nell'acquisizione di un sapere polisegnico. Propone un'azione psicoeducativa flessibile, contrassegnata da una stimolazione delle potenzialità per aiutare il soggetto a realizzare una positiva presa di coscienza del proprio corpo, favorire uno sviluppo motorio armonioso, adatto a coordinare i gesti e i movimenti, a sapersi situare nello spazio e organizzarsi nel tempo. Il metodo prevede esperienze per stimolare l'orientamento del proprio corpo, favorendo i movimenti, i gesti creativi e il riconoscimento delle diverse variazioni ritmiche al fine di sostenere la sincronizzazione suono/movimento, stimoli organizzativo-respiratori, inviti a promuovere valide espressività vocali, fino a garantire una regolazione dinamica tra voce, gesto e movimento.

Il metodo *Educromo* aiuta a vincere le difficoltà di lettura. Si avvale dell'*Educazione Cibernetica*, della *Lettura Posturale* e della *Lettura Cromatica*.

Il contributo dell'Educazione Cibernetica è dato dalla generazione di un'immagine di sé vivida e particolareggiata, raggiunta attraverso canalizzazioni di conoscenza e di esperienza con l'apporto di engrammi notificatori, senso-percezioni ed appercezioni corporee. La Lettura Posturale permette invece alla persona di definire la propria topografia corporea in relazione all'asse, secondo una precisa sequenza che garantisce la presa di conoscenza dei singoli settori corporei fino a giungere ad una definita immagine e ad una rappresentazione di sé. Infine la Lettura Cromatica serve a catturare l'attenzione del soggetto, a conoscere, a discriminare le figurazioni segnico-alfabetiche, organizzate con diversi orientamenti nello spazio e differenti percorsi geometrici, capaci di destare simpatia e sentimenti di piacere, un testo cromatico che con gradualità viene sostituito da uno acromatico su supporto cartaceo.

Metodi per il potenziamento mnestico

Il *Memory Power Improvement*® si rivolge prevalentemente a chi ha difficoltà mestiche e cerca di sfruttare ogni abilità e potenzialità per favorire una positiva immagine di sé. Fra le proposte che sono state elaborate e richiamate nel metodo, menzioniamo quelle relative all'organizzazione ritmo-respiratorio-cinetica, alla coscienza segmentaria, all'immagine corporea e alle tante esperienze senso-percettive. Vengono utilizzati l'umorismo, in quanto particolarmente idoneo a sottrarre la persona alle tensioni emotive e a tenere sotto controllo l'ansia, l'arte poetica, le immagini mentali e il pensare per immagini.

Metodi motori e ritmico-musicali

L'*Edumovement* sottolinea il valido contributo delle esperienze motorie al processo di educazione integrale della persona e ha come obiettivo quello di assicurare l'evoluzione nella consapevolezza del Sé, nella costruzione della propria identità, nonché la capacità di instaurare rapporti soddisfacenti con gli altri. Il metodo vuole che sia la persona a dover essere educata e si oppone a qualunque attività marginale e ricreativa e a qualsiasi intervento settoriale; non si limita all'adozione di soluzioni esclusivamente tecniche ed è contrario ad ogni singolare effetto meccanico dovuto a spostamenti di leve ossee e di forza muscolare.

La *Musicopedagogia*® utilizza l'elemento sonoro, ritmico, spazio-temporale e vibratorio al fine di indurre, stimolare, creare le condizioni per uno stato di benessere emotivo, sviluppare una migliore stabilità e flessibilità fisica e psichica, aprire canali di comunicazione attraverso la mediazione non-verbale corporeo-sonoro-musicale, attivare processi di socializzazione, di facilitazione alla relazione e allo scambio comunicativo ed espressivo interpersonale e di potenziare le capacità cognitivo-immaginative.

Il metodo *Ritmo-Fonico*® si basa su brevi canzoni con ripetizione sillabica di tutti i suoni dell'alfabeto, supportate da musiche moderne, a cui fanno seguito canzoni più complesse per aiutare il soggetto a rintracciare il fonema nel contesto della parola. Promuove esperienze di respirazione, ritmiche, fonetiche e tonematiche, accompagnate dalla musica, da drammatizzazioni, vissuti distensivi e immagini mentali. Suscitando in modo dinamico un interesse dell'attività psichica ed evitando noiose impostazioni fonetiche permette di favorire, in uno stato di piacere, il recupero delle difficoltà espressivo-elocutorie.

Metodi facilitanti la riflessione

Il metodo *Reflecting*® si basa sul principio che si può giungere ad una comprensione profonda di noi stessi solamente per mezzo della riflessione e respinge perciò ogni procedimento che si affida al parlare, all'incoraggiamento, alle istruzioni, alle interpretazioni e ai buoni consigli. Con il Reflecting l'aiuto alla persona giunge per mezzo di tutti i linguaggi comunicazionali che la possano stimolare nell'esplorazione dei luoghi oscuri, tetri, contorti dell'animo dove è incapace di procedere o stenta a farlo e finora ha preferito rinunciare. Con il Reflecting le viene offerta l'occasione per trovare in se stessi le risposte necessarie a promuovere un diverso equilibrio, una crescita personale e individuale.

Il *BedTest*® è un reattivo che, con un materiale specifico a corredo, permette alla persona, mentre racconta, di realizzare praticamente le *locations*, l'ambientazione scenografica della propria storia. Mediante una costruzione di scenari collegati con le esperienze di vita, le azioni sceniche informano sugli agi e i disagi, su ogni situazione di intesa o di conflitto, sulle disponibilità nelle relazioni, sui fatti e le circostanze dei vissuti. Il soggetto compone le dinamiche scenografiche del proprio vivere notturno utilizzando modelli in scala, traducendo, esponendo e rappresentando in tal modo la sua dimensione interiore. Il valore diagnostico del test è provato dalle molteplici ricerche condotte in oltre trent'anni. Il reattivo si rivela assai utile nel campo clinico per determinare le connessioni con i vissuti individuali e collettivi e i fattori dinamici che condizionano le reazioni del soggetto nel vivere notturno; è inoltre adatto per identificare la dinamica dell'espressione corporea che si genera durante il sonno della notte, i rapporti interpersonali, le costellazioni di tendenze e la natura delle inibizioni che vi si frappongono.

Il BedTest, pur essendo uno strumento per la diagnosi, può essere utilizzato anche nell'intervento al fine di attivare la comunicazione nella coppia o la riflessione della persona.

Bibliografia

Barber T., *Ipnosi: un approccio scientifico*, Roma, Astrolabio, 1972.

Bonistalli E., Pesci A., Vanni Tiezzi M., *Fonemi: Metodo Ritmo Fonico per la correzione del linguaggio*, Bologna, Calderini, 1968.

Carboni M., *Musicopedagogia*, Roma, Ma.Gi., 2005.

Chertok L., *Ipnosi e suggestione*, Bari, Laterza, 1990.

Erickson M.H., *Tecniche di suggestione ipnotica*, Roma, Astrolabio, 1979.

Jacobson E., *Progressive relaxation*, Chicago, University of Chicago Press, 1928.

–, *L'arte del rilassamento*, Roma, Gherardo Casini, 1952.

Mani M., Pesci G., *Bon Geste: rappresentazione grafica dell'espressività gestuale*, Firenze, Edizioni Scientifiche ISFAR, 2005.

Marchesan M., *Dizionario di ipnopsicologia*, Milano, Istituto indagini psicologiche, 1971.

Pesci G., *Metodo Terapia Natura*, in «Atti del XIX Congresso degli Psicologi Italiani "La società trasparente"», Urbino 22-26 settembre 1981.

–, *FantasmaSonie* (DVD), Firenze, Edizioni Scientifiche ISFAR, 2006a.

–, *ImagEvolution* (DVD), Firenze, Edizioni Scientifiche ISFAR, 2006b.

–, *CaleIdeoscopie* (DVD), Firenze, Edizioni Scientifiche ISFAR, 2006c.

–, *BedTest: Test psicologico esplorativo*, Firenze, Edizioni Scientifiche ISFAR, 2007.

–, (a cura di), *Edumovement*, Firenze, Edizioni Scientifiche ISFAR, 2007.
–, *Psicoterapia ipnotica*, in «L'Insegnante specializzato», Firenze, s.d.
–, *Il tavolo di cristallo*, Roma, Ma.Gi, 2008.
Pesci G., Avataneo D., *Il rilassamento globale di Wintrebert*, in «L'Insegnante specializzato», 3, 1994.
Pesci G., De Alberti S., *Educromo*, Roma, Ma.Gi., 1997.
Pesci G., Fiore M., *Mnesi e invecchiamento: il metodo Memory Power Improvement per il recupero delle abilità mnestiche nell'anziano*, Roma, Ma.Gi., 2002.
Pesci G., Mani M., *Prismograph*, Roma, Ma.Gi., 2001.
–, *CyberClinica®: affermazioni positive per l'autosviluppo*, Firenze, Edizioni Scientifiche ISFAR, 2006.
–, *Metodi e tecniche dialogico corporee*, Firenze, Edizioni Scientifiche ISFAR, 2008a.
– (a cura di), *Psicofiabe* (CD), Firenze, Edizioni Scientifiche ISFAR, 2008b.
Pesci G., Pesci S., *Touch-Ball*, Roma, Ma.Gi, 2003.
Pesci G., Pesci S., Viviani A., *Reflecting: Un metodo per lo sviluppo del Sé*, Roma, Ma.Gi, 2003.
Pesci G., Viviani A., *Il facile mestiere di genitore: Dinamismi figurativi per riflettere*, Roma, Ma.Gi., 2008.
Pesci S. (a cura di), *Manuale di Reflecting*, Roma, Ma.Gi., 2005.
Wintrebert H., *Les mouvements passif et la relaxation* (tesi di laurea), Paris, unpublished document, 1959.
–, *La relaxation de l'enfant*, Paris, L'Harmattan, 2003.

Capitolo II

UN'AUTONOMIA DIFFICILE

Premessa

A volte sembra impossibile essere utili a soggetti con gravi disabilità, nei confronti dei quali spesso si assiste ad un accanimento diagnostico più che ad un impegno rivolto a garantire esperienze idonee ad integrare quelle pur minime potenzialità presenti. Sono tanti e tanto artificiosi i tentativi di approfondimento diagnostico che, sovente, nel gioco delle attestazioni, si elargiscono le più varie definizioni di patologia per uno stesso soggetto, dimostrando di non saper riconoscere in lui una persona che si esprime.

Una situazione che tipicizza queste affermazioni è quella di un soggetto *attestato* con "Ritardo nelle acquisizioni psicomotorie", poi definito con "Disturbo relazionale associato ad un possibile ritardo mentale", cui ha fatto seguito un "Ritardo globale dello sviluppo con patogenesi imprecisata" e pure "Ritardo cognitivo grave, disfasia, impaccio motorio generalizzato" con allegata una dichiarazione di supporto in cui si legge che «il soggetto non è suscettibile di variazioni in rapporto ad interventi riabilitativi e di sostegno». Tutte queste definizioni necessitano di qualche chiarimento prima di inoltrarci a dare indicazioni sugli impegni operativi assunti in aiuto di questa persona.

Occorre innanzitutto precisare che l'acquisizione di abilità psicomotorie riveste una notevole importanza nello sviluppo della persona. Il movimento si espone con la nascita e si esplicita progressivamente nel tempo. L'adattamento si compie con una integrazione continua dei movimenti necessari al realizzarsi di un atto volontario. Il bambino a poco a poco arriva a collegare le rappresentazioni alla motricità e con la prima manifestazione evidente dell'apprendimento giunge alla formazione di movimenti automatici in vista di un adattamento pratico fino a divenire struttura complessa di alto valore espressivo e comunicazionale. Nel caso di una persona con ritardo psicomotorio l'evoluzione sembra proseguire più lentamente e caratterizzarsi in rigidità, maldestrezza, goffaggine, scarsa abilità o incapacità a realizzare il piano di esecuzione di un'azione o ad eseguire operazioni a comando. Tanti aspetti che devono essere analizzati e per ciascuno trovare spiegazioni che, sole, possono dare orientamenti utili ad un intervento di aiuto.

In una diversa attestazione si parla di "Ritardo psicomotorio generalizzato" e si fa riferimento alla presenza di una *disfasia*, una difficoltà non certo di poco conto, un disturbo del linguaggio che frequentemente si presenta assieme al ritardo psicomotorio a causa di un ritardo evolutivo generale. I soggetti con ritardo evolutivo generale si esprimono con la sola parola-frase, con *baby talk*, sono insufficienti nell'analisi degli engrammi percettivi e motori che caratterizzano il codice del linguaggio e hanno una scarsa capacità nella percezione e nella realizzazione delle parole di legamento e delle desinenze.

La disfasia presenta le seguenti caratteristiche: limitata comprensione del linguaggio parlato, alterazioni nella discriminazione percettivo-uditiva, disfunzionalità bucco-linguali, alterazioni della frequenza e del ritmo respiratorio, così come di ogni altra organizzazione ritmica, disordini elocutori che, con povertà di vocabolario, portano ad inesattezze e confusioni nell'uso, strutturazione della frase con inversione d'ordine delle parole, agrammatismo, verbi mal usati o usati all'infinito, incapacità di realizzare un discorso con una giusta successione logico-temporale, espressione cinetica goffa e impacciata, compresa la motricità fine delle mani e delle dita, disagi emozionali-affettivi e alterazioni comportamentali (Pesci, Pesci, 2007). Condizioni derivate da un rallentamento, un arresto o una regressione nell'evoluzione con un conseguente mancato rispetto delle fasi dello sviluppo, causato da fattori ambientali ed emotivo-affettivi che è imprescindibile conoscere fuori da ogni confusione possibilistica. Questi, e non solo, sono i tanti aspetti che chiedono di essere riconosciuti da un'analisi clinica, senza trincerarsi dietro il semplice appellativo di "disfasia".

Tra le varie attestazioni cui si sono appellati per classificare il disturbo del soggetto, troviamo anche "Ritardo globale dello sviluppo con patogenesi imprecisata", da utilizzare quando un bambino ha rimandato il conseguimento di uno o più aspetti dello sviluppo implicabili ad un ritardo significativo almeno in due o più campi: motricità fine o grossolana, linguaggio, intelligenza, abilità sociali o capacità personali di applicarsi alla vita di ogni giorno (McDonald *et al.*, 2006). Si tratta di un ritardo stimato come comune all'1-3% dei bambini con meno di cinque anni, le cui possibili cause sono tante e la cui diagnosi precoce risulta essere assai importante, considerato che sono molte le patologie che possono causarlo (trisomia 21, sindrome dell'X fragile, sindrome di Rett, ipotiroidismo ecc.) e che chiedono un doveroso distinguo.

L'impaccio psicomotorio viene definito "generalizzato": viene dunque appellato un ritardo globale nello sviluppo. Un interesse sulla vita di relazione del soggetto porta ad attribuirgli un "Disturbo relazionale associato ad un possibile ritardo mentale".

Il termine "Disturbo relazionale" non appare in nessuna classificazione nosografica, ma ben sappiamo che troverà una sua collocazione nella quinta versione del Manuale Diagnostico Statistico dei Disturbi Mentali del 2010. A volte, evidentemente, viene impiegato per indicare problemi relazionali generici, oppure una difficoltà generalizzata nello stare in interazione o in relazione con gli altri. In tal caso si tratta di soggetti in sofferenza emotiva in cui questo disturbo impedisce lo stare alle regole, struttura irrequietezza, oppositività, prepotenze e prevaricazioni, una difficoltà nella gestione delle emozioni che altrimenti può provocare inibizione emotiva, disagi per la separazione, una ricerca di un rapporto esclusivo, isolamento, mancanza di interesse. Un disagio che assegna problemi e disordini espressivi, implicazioni negli apprendimenti in cui le componenti affettivo-emozionali e cognitive si influenzano tra loro.

Per quanto concerne l'attestazione di "Ritardo mentale" essa viene intesa come una condizione caratterizzata soprattutto da una compromissione delle abilità che generalmente si manifestano durante il periodo del primo sviluppo, ovvero abilità cognitive, linguistiche, psicomotorie e sociali che si traducono in modi assai diversi a seconda della gravità e degli individui. Non essendo l'intelligenza una caratteristica unitaria, essa deve essere valutata in base ad un ampio numero di abilità più o meno specifiche. Per una diagnosi di ritardo mentale occorre che la compromissione intellettiva determini una ridotta capacità di adattarsi alle richieste quotidiane di un ambiente sociale. La definizione "Ritardo mentale", elaborata nel 1983 dall'American Association on Mental Retardation e fatta propria dal DSM, fa riferimento solo in parte al concetto multidimensionale di intelligenza e comprende tre aspetti principali: un livello di funzionamento intellettivo generale sotto la media (misurato con test di intelligenza standardizzati), l'incapacità o la difficoltà di adattamento, l'insorgenza entro i 18 anni. In particolare, per effettuare una diagnosi di "ritardo mentale", le abilità intellettive inferiori alla media devono coesistere con limitazioni in due o più delle seguenti aree di abilità adattive: comunicazione, cura di se stessi, abilità domestiche, abilità sociali, capacità di utilizzo delle risorse comunitarie, autonomia, abilità nel provvedere alla propria salute e sicurezza, abilità accademico-scolastiche, abilità relative alla gestione del tempo libero, abilità lavorative. Le cause di tale ritardo possono essere di vario tipo: cromosomiche e genetiche (trisomia 21, sindrome di Klinefelter, sindrome di Turner, microcefalia, macrocefalia, ipotiroidismo congenito), biologiche, prenatali (infezioni in gravidanza, incompatibilità Rh, assunzione di farmaci teratogeni, droghe o alcol, irradiazioni in gravidanza, malnutrizione in gravidanza), perinatali (prematurità, asfissia o ipossiemia, herpes genitali materni, trauma cranico), postnatali (meningite, encefalite, traumi cerebrali, anossia, malnutrizione) e ambientali come quelli relativi all'ambiente familiare e socioculturale il cui peso eziologico può essere assai rilevante.

Sappiamo bene che il ritardo mentale è classificato secondo i livelli di Quoziente Intellettivo (Q.I.) determinati attraverso test intellettivi standardizzati e somministrati individualmente. Va precisato che, come spesso può accadere nella pratica clinica, non sempre è possibile avere una stima numerica esatta relativa al Q.I., a causa della giovane età dell'individuo e del fatto che le capacità linguistiche non sono ancora emerse perciò, ad integrazione, per valutare le abilità cognitive, psicomotorie, sociali e relazionali, ci si avvale del metodo osservativo.

In base al grado di dotazione cognitiva, autonomia personale, capacità sociali e comunicative e, più in generale, al quoziente intellettivo, si suddivide il ritardo mentale nelle seguenti fasce: Ritardo mentale gravissimo o profondo (Q.I. < 20 o 25), Ritardo mentale grave (Q.I. da 20-25 a 35-40), Ritardo mentale moderato (Q.I. da 35-40 a 50-55), Ritardo mentale lieve (Q.I. da 50-55 a 70). Quando il Q.I. non è ottenibile per la mancata collaborazione del soggetto ai test standardizzati, ma si presume essere inferiore al valore limite di 70 si dovrebbe parlare di Ritardo mentale di gravità non specificata.

Dai richiami di questi distinguo si comprende che inquadrare la complessità delle patologie e promuovere una corretta attestazione non è facile, specie quando la diagnosi nosografico-classificatoria viene agita in un rapporto occasionale finalizzato a stilare definizioni che permettono solo di vedere la persona come un insieme di inabilità, senza aprire alcuno spiraglio sulle sue potenzialità, abilità e disponibilità.

Intendiamo dunque proporre la storia di Stefano, un bambino che si è presentato con tutte queste tipologie dedotte dalla semplificazione convenzionale delle sindromi e dei deficit, ma senza peculiarità sui comportamenti fluidificati dallo sviluppo psicologico di un soggetto concepito in termini di epigenesi interrelazionale.

Presentazione e anamnesi

Nato nel 1999 da una seconda gravidanza senza complicazioni, Stefano arriva per una prima osservazione presso il nostro Centro nel 2006, portando una nutrita documentazione clinica, approfondita da un'anamnesi storica ed evolutiva.

A sedici mesi viene ricoverato in ospedale, dove l'Unità Operativa di Pediatria procede ad una diagnosi di "Ritardo nelle acquisizioni psicomotorie". Dopo un esame elettroencefalografico in condizioni di veglia non viene riscontrata nessuna asimmetria o anomalia parossistica. A seguito di un esame cromosomico condotto presso l'Unità Operativa di Citogenetica e Genetica non vengono rilevate alterazioni numeriche o strutturali dei cromosomi. L'esame audiometrico, eseguito accuratamente in ospedale qualche mese più tardi, esclude alterazioni di rilievo.

Ricoverato verso i cinque anni in un Istituto di Ricovero e Cura a Carattere Scientifico, gli viene diagnosticato un "Disturbo relazionale associato ad un possibile ritardo mentale". Su invito dell'Istituto, viene effettuata presso l'ospedale un'analisi molecolare per sospetto X-fragile, che tuttavia evidenzia "alleli nel range di normalità ai loci FRAXA (30 triplette) e FRAXE (9 triplette)". Negli esami di neuroradiologia, eseguiti mediante sequenze di acquisizione SE, FSE e FLAIR sul piano assiale e sagittale, non vengono riscontrate alterazioni focali intracraniche del segnale di significato patologico, anche se viene comunque segnalata microcrania; l'elettrocardiogramma risulta essere nella norma.

Al termine di questi ulteriori approfondimenti, il soggetto è diagnosticato con «Ritardo globale dello sviluppo con patogenesi imprecisata [...] non si riscontrano infatti nella storia del bambino elementi che giustifichino il quadro clinico». Nella relazione si legge che da un punto di vista funzionale, Stefano si presenta globalmente in ritardo rispetto all'età cronologica; è presente una caduta nella pianificazione del gesto con due sequenze e con gli oggetti, si evidenziano schemi di azione primitivi; non è in grado di riconoscere i colori e gli appaiamenti sono casuali. Il grafismo è limitato a vigorosi scarabocchi e linee avanti-indietro, a cui non viene attribuito significato. Nella motricità si riscontrano goffaggine sia nella deambulazione autonoma sia nei passaggi posturali, effettuati in modo poco fluido e con scarsa capacità organizzativo-spazio-temporale. Anche la motricità fine appare deficitaria per l'età, con presa palmare e insufficiente coordinazione bimanuale. Per quanto riguarda il sonno, si afferma che i ritmi sonno-veglia sono a volte alterati e che l'addormentamento risulta difficile tanto da richiedere la presenza del genitore; il sonno si presenta agitato con risvegli continui.

Il linguaggio è costituito da parole singole e iniziali combinazioni con enunciati ripetitivi e scarsamente intellegibili. L'inventario fonetico è incompleto e sono presenti numerosi processi fonologici dismaturati. Il lessico espressivo è costituito per lo più da sostantivi ad alta frequenza d'uso (circa 30 parole) ed alcune parole sono sostituite dai suoni onomatopeici corrispondenti. L'iniziativa comunicativa e verbale è conservata ed il bambino utilizza lo strumento linguistico per chiamare, denotare e avere informazioni. La comprensione, pur essendo deficitaria, è abbastanza buona: il lessico recettivo è ampio, ma è presente una difficoltà nella decodifica grammaticale.

Viene segnalata infine una disprassia bucco-fonatoria importante con difficoltà bucco-linguali, alterazione del dinamismo respiratorio nella frequenza e nel ritmo, difficoltà ritmiche e incapacità di realizzare un discorso con una giusta successione logico-temporale. Durante l'osservazione che avevano realizzato in classe il bambino si era mostrato passivo, demotivato e scarsamente collaborante rispetto al compito.

Nel 2007, a seguito di accertamenti diagnostici presso la ASL della città di residenza di Stefano, al fine di confermarne l'invalidità civile, nell'attestazione di disabilità vengono indicati: "Ritardo cognitivo grave, disfasia, impaccio motorio generalizzato". Si specifica inoltre che il soggetto «non è suscettibile di variazioni in rapporto ad interventi riabilitativi e di sostegno, quindi necessita di intervento assistenziale permanente continuativo e globale nella sfera individuale e/o di relazione».

Approfondimento diagnostico

Una situazione complessa quella di Stefano dunque, che, così esposta, non era sufficiente né per poter identificare e disciplinare idonei orientamenti metodologici di intervento né per indirizzare sugli atteggiamenti educativi più opportuni.

Per un nostro approfondimento diagnostico non potevamo trascurare l'anamnesi del gruppo familiare, raccogliere ogni tratto di incidenza positiva o negativa nella dinamica di relazione genitori-figlio.

Stefano ha un fratello più grande, con il quale ha una relativa vicinanza affettiva, ma allo stesso tempo una distanza comunicativa in quanto, date le sue molteplici difficoltà, non gli è del tutto possibile interagire ludicamente, partecipare ad un dialogo costruttivo, condividere con lui esperienze e attività. Vive in casa con i genitori, capaci di creare un senso di intimità familiare con stabilità dei rapporti affettivi e che si sono prodigati molto per aiutare il loro figlio rivolgendosi a diversi specialisti, con peregrinazioni continue che hanno fatto crescere in loro un senso di frustrazione ed inutilità per le numerose attestazioni e i pochi interventi rivolti al bambino, partendo da un'ottica di passività e di deficit.

Nonostante l'ansia provocata dalla difficile situazione e la stanchezza per l'investimento delle loro energie nell'educazione di Stefano, non sono però venute meno in loro la grande generosità e il formidabile impegno, nel cercare e trovare insieme delle soluzioni.

Il bambino viene accolto in osservazione, condotta con la consapevolezza che ogni soggetto, nonostante le sue difficoltà, invia eloquenti segnali che siamo tenuti a decodificare, informazioni tramite le quali egli cerca di orientarci per un valido aiuto. Le letture dei messaggi inviati dalla persona e ogni altro dato rilevabile costituiscono uno strumento privilegiato e imprescindibile per disciplinare l'intervento, introducendo tutte quelle modificazioni o integrazioni che risultino opportune. La comprensione di questi messaggi impone di andare a fondo e ogni fatto, anche quello che può sembrare troppo modesto o addirittura insignificante per essere preso in considerazione, deve essere analizzato.

Per conoscere occorre saper individuare le difficoltà manifeste e le potenzialità inespresse che emergono dalle relazioni che il soggetto instaura con l'ambiente e dalle risposte che ne riceve, nonché le strategie comunicative con cui cerca di rapportarsi al mondo. Nel dialogo interpersonale, la padronanza della semiotica deve offrire l'opportunità di cogliere la carica captativa e propulsiva della persona, ogni caratteristica delle esigenze e dei bisogni, i fastidi causati dalla relazione prossemica, dalle occasioni di avvicinamento/allontanamento, dalla posizione assunta rispetto a lei, ogni segnale di "agio e disagio" attraverso il quale essa fornisce le proprie valutazioni sulle situazioni esterne e interne che si trova a vivere. Un'esplorazione tesa a definire la sua estensione cooperativa e le sue capacità di scambio multicanale, intesa a sottolineare il ruolo delle motivazioni del comportamento visto come il risultato dell'interazione che si rifà alle determinanti interne e alla casualità.

Bisogna studiare quindi non il deficit, ma il bambino alla luce della sua interazione con l'ambiente circostante, procedere ad una lettura in termini multidimensionali in uno scambio inter-psichico e interpersonale, prodromo di risposte enunciative e implementari.

Questo è quanto si può realizzare stando con lui, durante ogni momento di scambio in cui si possono conoscere i suoi bisogni, la sua personalità, in modo da garantire un'azione sinergica e coordinata capace di comprensione globale e analitica del comportamento che certo non richiede interventi di ortopedagogia psichica ancorata all'aspetto patologico, alla metodologia dell'articolazione dell'invalidità con quella sorta di anarchia pedagogica che ridurrebbe così ogni impegno esperienziale.

Dai dati anamnestici e dall'osservazione effettuata presso il nostro Centro è emerso, a conferma di quanto già in parte diagnosticato dalle strutture di ricovero e di assistenza, che Stefano presenta numerose sincinesie, un impaccio motorio notevole con instabilità e irrigidimento posturale con stereotipie motorie e numerose scariche toniche (nonostante una marcata ipotonia agli arti inferiori che si evidenziava nella necessità di appoggio per mantenere la postura eretta), difficoltà e impacci nella motricità fine con evidente scarsa tonicità prensoria e prassica, insufficienza nella tenuta di qualsiasi oggetto con una mano e con ambedue le mani, note oppositive e atti dimostrativi di una immaturità nella relazione (lancio o distruzione di oggetti). La dominanza non è definita: privilegia la destra, ma alterna l'uso delle mani in funzione di un adattamento spaziale. Stefano non è capace di riproporre su imitazione le azioni dell'adulto; la relazione con l'altro e con l'ambiente si presenta discontinua e più frequentemente disinteressata. Privilegia una posizione di decubito a terra, non riesce a stare seduto mantenendo le gambe allungate né incrociate. Nella rappresentazione segnica sono presenti scariche motorie (tracciati segmentari lineari) con pressione marcata e niente trova suffragio nella simbolizzazione. Non è presente la sequenza di sperimentazione, la dinamicità respiratoria è scarsa e non vi è coordinazione psicomotoria. Non riesce ad espellere la lingua e non vibra la risma labiale, non esercita una sufficiente forza nella masticazione. Il linguaggio è scarso come vocaboli e insufficiente alla comunicazione e alla comprensione; l'espressione verbale è assai limitata e con una produzione fonetica contratta. Stefano non riconosce né rappresenta forme e colori. Sono presenti un contatto orale con gli oggetti, incontinenza urinaria e a volte fecale. Il bambino conosce e nomina le parti del corpo, ma non riesce a ritrovarle su di sé. Il ritardo mentale non può essere appurato con strumentazione oggettiva per mancata comprensione e partecipazione alla WISC-R (*Wechsler Intelligence Scale for Children-R*), quindi il ritardo mentale è di gravità non specificata.

Durante l'osservazione abbiamo appreso tanti aspetti che potevano favorire Stefano: egli ha presentato le sensazioni emintive come piacere e al tempo stesso ha manifestato quanto il mancato controllo sfinterico gli producesse disagio e l'alterazione osmotica derivata dalle urine nel pannolone gli creasse disgusto, confermato dal desiderio di lavarsi; non ha mancato di informarci sulla sua disponibilità al dialogo visivo e a rispecchiarsi, una relazione di scambio assai significativa per l'accesso, ad esempio, a possibili esperienze di foto-*feedback*; così come ha accolto, pur con gradualità, con attenzioni e gratificazioni che lo hanno rassicurato, di essere pettinato e di far seguire a questa esperienza i tentativi per utilizzare il pettine su di sé nell'atto di pettinarsi con piacere e soddisfazione. In esperienze vissute a terra con lui inoltre, ha dimostrato una significativa disponibilità al dialogo tattile-corporeo e, nello stare assieme in un una situazione dialogico-ludica, una buona percezione del suo corpo, così come non ha negato risposte ai vari informatori sensorio-tattili, termici, olfattori, uditivi e cromatici, introdotti senza ausiliari. Durante il tempo dell'osservazione abbiamo potuto assistere anche ad una sicura matrice evoluzionistica nella disponibilità alla relazione affidata al corpo, un rapporto o contatto relazionale con cui riconoscersi, acquistare identità, vivere l'intimo bisogno di conferma personale, sperimentare le proprie capacità di gestirsi in contatto con gli altri. Oltre a queste, tante altre intese, disponibilità e abilità, assaporate nello stare con il bambino, se pur non raccolte per mezzo di canali informatori specifici, sono state ugualmente importanti sorgenti di conoscenza, impressioni emozionali ed affettive che, nella loro impalpabilità, hanno contribuito a promuovere il motivato avvio dell'intervento di aiuto, nella certezza di un impegno che trova ragione di essere vissuto.

Intervento clinico

Un soggetto come Stefano, con la sua "non suscettibilità di variazioni in rapporto ad interventi riabilitativi", obbliga a menzionare il coinvolgimento nell'intervento clinico dei genitori, informati, prima di iniziare un lavoro con il figlio, su quanto emerso dalla diagnosi e dall'osservazione e consapevoli che la notizia della presenza di spazi operativi per la riconquista di abilità, avrebbe offerto loro una maggiore fiducia e un più massiccio investimento emotivo. Rinvigoriti nella speranza, sono stati dei preziosi coadiutori e il percorso si è potuto effettuare senza perplessità o indugi, sorretti sempre da uno scambio consapevole.

L'aiuto rivolto a Stefano è stato improntato ai suoi bisogni, garantito da una molteplicità di sollecitazioni e stimolazioni indirizzate alla sua totalità e condotto con una originale combinazione di scambio, generatrice di intesa e simpatia e significazioni affettive sulla dinamica dei desideri per far prosperare una dimensione esploratrice.

L'intervento condotto dall'*équipe* del Centro ha garantito una molteplicità di stimolazioni che tenessero conto dello sviluppo senso-percettivo, motorio ed espressivo-verbale, con azioni dialettiche volte a scoprire la propria identità, ad equilibrare lo stato emozionale-affettivo e migliorare le intese al dialogo e al rapporto. Sono state perseguite esperienze di intermediazione relazionale sostanziate dal dialogo tattile-corporeo garantito dal metodo BodyWork® (Pesci, Mani, 2008) e capaci di generare lo sviluppo della funzione tonica e della sicurezza emotiva. La riconquista graduale di un equilibrio psicofisico e il rapporto simpatetico hanno permesso di inoltrarci nel percorso e di seguire gli orientamenti del metodo Discover Project® (Pesci, Mani, 2008) che, per mezzo di contrazioni e decontrazioni muscolari, permette di far maturare le funzioni psichiche e motorie, il riequilibrio del dinamismo respiratorio e la definizione topografica del corpo. Un metodo che, fin dall'inizio, ha assicurato il recupero delle abilità nel trattenere le feci, avviandoci a realizzare l'obiettivo di una presa di coscienza delle manifestazioni della propria corporeità e una più ampia strutturazione dello schema corporeo.

Il bambino ha raggiunto una maggiore disponibilità nella relazione ed è stato avviato verso il superamento dei disordini della strutturazione spazio-temporale, organizzativo-motoria ed espressivo-comunicazionale, presupposti necessari per una evoluzione, raccolti e confermati da esperienze suggerite soprattutto dai metodi Lévy[1] (Lévy, 1972; 1974; 1979) e Prudden[2] (Prudden, Sussman,

---

[1] Janine Lévy, chinesiterapista, fondatrice del Centro di Assistenza Educativa.

[2] Suzy Prudden, ipnoterapeuta statunitense, esperta di fitness e tecniche corporee, figlia di Bonnie Prudden, autrice del Metodo Myotherapy®.

1976), rivolti al potenziamento e ad una migliore organizzazione posturale-cinetica.

Il metodo Lévy, messo a punto da Janine Lévy durante lunghi anni di pratica e di ricerche, consente un "risveglio" per il movimento che non costringe il ritmo naturale, ma lo sostiene, lo accompagna, lo provoca. Risvegliare il movimento è dotare il bambino di un corpo più bello, di una spigliatezza maggiore e, come afferma la Lévy, "metterlo al mondo una seconda volta" (Lévy, 1979, p. 62).

Il metodo Prudden si basa invece sull'idea che l'educazione motoria precoce possa favorire uno sviluppo psicofisico adeguato. Contraria ad ogni forma di immobilismo, la Prudden propone una serie di "esercizi" volti a mobilitare i bambini fin dalla più tenera età, promuovendo, attraverso attività ludiche e divertenti, lo sviluppo dell'intelligenza, della motricità e della creatività mentale e corporea: «bambini pieni di salute vengono rinchiusi nei recinti, imprigionati nei girelli, quasi soffocati nelle carrozzine, rimpinzati di cibi [...] non c'è da meravigliarsi se i diciottenni sono butterati come fragole, hanno denti scoloriti come vecchie ossa e facce simili ad un pezzo di pane bianco biscottato al sole» (Prudden, Sussman, 1976, p. 15). L'educazione psicomotoria è «un gioco e deve essere così perché è questo che i bambini vogliono veramente fare» (ivi, p. 25). Consapevoli dei principi della Prudden, spesso abbiamo adattato i suoi suggerimenti in un'ottica di recupero che tenesse conto del piacere di muoversi e del piacere di stare in contatto.

Gli intenti di fornire opportuni stimoli per uno sviluppo globale non potevano inoltre trascurare di offrire contemporaneamente esperienze per l'arricchimento dell'espressione elocutoria a partire dall'esplosione respiratoria già ampiamente seguita con i metodi citati. Una più libera espressione corporea avviata all'esplorazione del corpo e spinta ad un sistema informativo per mezzo di ogni sostanza acustica, ha destinato attenzioni alle abilità nel produrre sospiri, borbottii, bisbigli, mormorii, fischi, risa, acclamazioni, rumori di raschiamento ecc., ed ha aiutato Stefano a diverse intonazioni e pause, intensità vocali di registro e di ritmo sonoro-elocutorio, fino a canalizzare vocalizzazioni destinate all'eloquio.

Ovviando ad ogni formulario addestrativo, l'intervento ha richiesto un'attenzione verso ogni potenzialità di sviluppo e verso i disagi psico-affettivo-emozionali, con l'impegno di offrire una molteplicità di sollecitazioni che potessero raggiungere per vie diverse il bambino. Il corredo psicoeducativo si è avvalso anche dei metodi *Edumovement* (Pesci, 2007) e *Musicopedagogia*® (Carboni, 2005), in cui ritmi, suoni, frasi musicali danno vita alla traduzione di gesti e movimenti, sviluppano e fanno mutare i registri espressivi e attivano la percettività, l'attenzione, la capacità discriminativa, raggiunte con il favorire la spontaneità e l'accettazione di ogni occasione di scambio.

Gli specifici disordini fono-articolatori hanno imposto di tenere in gran conto ogni espressività con lo scopo di *promuovere la motilità della lingua e delle labbra* suffragate dall'emissione di suoni onomatopeici sillabici, integrate da espressioni paralinguistiche e da un valido e coerente aiuto nel *gioco di faccia*, nelle espressioni fisiognomiche e nelle emissioni di suoni, ben sostanziati dai principi del metodo RitmoFonico (Bonistalli, Pesci, Vanni Tiezzi, 1968). Una complessità di impegni operativi che non lasciava spazio a dubbi sulla responsabilità degli specialisti nel condurre queste esperienze, nella consapevolezza che tanto più numerosi sarebbero stati i canali informatori sollecitati in un incontro, quanto prima il soggetto avrebbe potuto dialogare con la propria unità psicosomatica, relazionarsi con dichiarazioni psicoaffettive valide, ritrovare il proprio personale equilibrio.

L'intervento clinico ha previsto *esperienze di percezione corporea* stando distesi per terra, occasioni per vissuti vibrazionali tattili su tutto il corpo effettuate per mezzo delle mani e della bocca (con la bocca si sono create sollecitazioni termiche oppure sonore, ad esempio schiocchi e suoni sillabici). Come pure spinte e trazioni dei vari settori corporei sono state effettuate durante varie occasioni ludiche e in posturalità differenti. Allungamento e rilassamento dei muscoli delle braccia e delle gambe facendo ripiegare su di sé il bambino mentre era disteso a terra spingendogli le gambe verso il torace e successivamente tirandolo su con le braccia fino a riportarlo nella posizione di partenza. Dal raccoglimento corporeo (posizione ad uovo) si è passati al raggiungimento di una distribuzione tonica perseguita attraverso lo stringimento degli arti superiori su quelli inferiori per garantire il mantenimento posturale. La varietà degli scambi relazionali è stata complessa e ampia ed è stata resa possibile con: rotolamenti dal decubito dorsale al decubito ventrale e viceversa, sia rimanendo sul posto che con spostamenti nello spazio; mobilizzazioni in flessione ed estensione degli arti con formulari coordinati e alternati delle braccia inseguendo una scansione ritmo-musicale; spostamenti nello spazio sostenendosi con le sole mani/braccia (Stefano era tenuto per le gambe), capaci di tonificare la muscolatura, scollandola da ogni rigidità, di *sviluppare il dinamismo respiratorio* e di accrescere le abilità a *coordinare e dissociare i movimenti*. Sono stati effettuati moti ritmici con velocità diverse mentre il bambino sostava seduto sulle ginocchia ed era sollecitato da spinte all'indietro e da successivi sollevamenti, contemporaneamente a risposte toniche globali – effetti tonici propriocettivi – alimentate dal piacere del contatto oculare; *un'organizzazione ritmo-cinetico-respiratoria* con avvolgimenti in abbracci, dondolamenti lenti e monotoni destra-sinistra e avanti-indietro accompagnati dal dinamismo respiratorio e suoni vocalici.

Adattate alla situazione e in un contesto di scambio relazionale le attenzioni si sono rivolte a *vissuti senso-percettivo-tattili* basati sui presupposti dei metodi Touch-Ball® (Pesci, Pesci, 2003), Wintrebert (Pesci, Avataneo, 1994), BodyWork® e Discover Project® (Pesci, Mani, 2008), a cui si sono aggiunte esperienze per la conoscenza delle proprie mani e delle dita con occasioni di flessione ed estensione, abduzione e adduzione, opposizione e singolarizzazione, micro e macro movimenti, come picchiettare, tamburellare, bussare (in vari modi e su superfici diverse). Tale conoscenza è stata sollecitata non soltanto con metodi specifici (citiamo per esempio il metodo di esercizi musicali di psicomotricità di Françoise Brauner[3] [s.d.]), ma anche in situazioni dinamiche e ludiche, come ad esempio il tamburellare sulla schiena. Dopo che il bambino è stato introdotto al salto e ha potuto aggiungere *attività coordinate ritmiche, cinetico-gestuali e verbali* (Le Boulch, 1975, 1999), gli sono

[3] Françoise Brauner, pediatra e psichiatra infantile.

state richieste con una attenta progressione, posturalità diverse in sosta e durante spostamenti nello spazio, battute ritmiche di mani accompagnate da suoni-rumore e sillabe e scansioni colpendo oggetti o il corpo di una persona. Alle battute di mani, ai salti e ad altre attività cinestetiche e gestuali ci siamo orientati su esperienze per sviluppare la tonicità labiale, la motilità linguale e *l'organizzazione bucco-fonatoria*, facilitare l'espulsione, l'esplosione, il soffio e il suono, schioccare la lingua, vibrare le labbra, starnutire, battere i denti, tossire, cantilenare, emettere suoni onomatopeici, gorgoglii, gorgheggi, ecc. fino a raggiungere abilità nell'*esposizione di frasi positive di sé* per sviluppare la sicurezza e la fiducia, alimentare la gratificazione personale e promuovere un senso di autoefficacia. Oltre ai movimenti parassiti, gli impacci motori e le espressività elocutorie, l'attenzione si è rivolta in un secondo tempo ai processi ideomotori, visivi, spazio-temporali, a far assumere un equilibrio tonico-muscolare per una buona *prensione dello strumento tracciante*, sentire e guidare positivamente lo spostamento del gesto segnico, *saper organizzare e controllare ogni possibilità di dirigere un tracciato* in una direzione voluta e di rettificarla, anticipare, interrompere, frenare, riprendere il movimento ed erigere gesti concatenati, sviluppare quindi l'espressività grafo-segnica. Tutte le esperienze sono state scandite da stimolazioni verbali, ritmiche, tonematiche e fonetiche, con suffragi dialoganti corporei, sonori e verbali allo scopo di produrre piacere e motivazione, soddisfare un profondo desiderio, sollevando il piccolo da ogni inibizione e sofferenza.

Lo sviluppo di Stefano verso l'autonomia

Già dopo qualche mese, a seguito di un incontro, i genitori hanno asserito di essere molto soddisfatti perché il bambino è "irriconoscibile": in casa adesso ride, osserva i libri, gioca con il fratello e ha iniziato a creare-costruire, in particolare fa "il treno con le sedie". Tuttavia la notte è ancora un po' agitato. Anche gli insegnanti a scuola hanno notato dei cambiamenti, «Stefano riesce a stare più tempo seduto e impegnato in un'attività, è più propositivo e partecipativo specie nei giochi di gruppo». Ciò nonostante, permane ancora una faticabilità molto accentuata, l'incapacità ad andare in bagno autonomamente, note oppositive e provocatorie dettate da situazioni di conflitti non gestiti.

Dopo la pausa estiva i genitori ci hanno riferito che il bambino è "cresciuto parecchio" e che durante le vacanze ha fatto il bagno in mare, dimostrando il piacere di stare a giocare nell'acqua e con gli altri bambini sulla spiaggia a differenza del passato in cui era in una condizione di passività, di indolenza e di isolamento. Ha partecipato manifestando disponibilità, interesse e curiosità a tante occasioni di vita sociale «Siamo potuti andare addirittura al ristorante!... alle giostre!... a trovare degli amici!... È sempre stato bravissimo!». La mamma ha affermato: «Sembra di avere un bambino grande. Ora si parla di tutto. È collaborativo e partecipativo. Fa tante cosine». Anche a scuola gli insegnanti hanno notato che il bambino è più tranquillo e che si sono ridotte quelle note oppositive e di eccitazione nervosa che tuttavia sono riemerse in un periodo successivo quando è venuto a mancare l'insegnante di sostegno per un lungo periodo. Da ottobre a gennaio infatti erano cambiati due insegnanti supplenti, una delle quali, non avendo compreso le esigenze di Stefano, non era riuscita a costruire alcuna relazione simpatetica tale da garantire disponibilità e stabilità emotiva. In seguito a questo il bambino ha iniziato a rifiutarsi di andare a scuola, presentando nuovamente quei disagi che lo avevano caratterizzato all'inizio dell'intervento specialistico (rigidità tensionale, resistenze e aggressività, enuresi, sonno agitato, condizione di apatia e inerzia ecc.), rivelando una fragilità psicofisica che necessita ancora di più, da parte di ogni fonte educativa, un'attenzione pedagogica e un impegno a favorire uno sviluppo armonico. Con l'arrivo della nuova insegnante di sostegno, Stefano ha ripreso gradualmente la frequenza scolastica trovando di nuovo il piacere di partecipare alle attività e alle relazioni con i compagni di classe e gli insegnanti. In accordo con i genitori ci siamo incontrati con la scuola per formulare e trovare insieme agli insegnanti modalità operative idonee a mantenere gli equilibri psicoemozionali del bambino sulla base delle sue reali necessità.

A dimostrazione del raggiungimento di una capacità cinestetica e percettivo-corporea, che dovrà ancora trovare sviluppi e consolidamenti, si possono menzionare i risultati ottenuti nel tempo. Alla prima esperienza tonico-posturale Stefano, stando seduto, non era in grado di elevarsi sulla schiena né di racchiudere le gambe e avvolgerle con le braccia e neppure di trattenere tra le dita i pantaloni, così come non riusciva a creare la spinta necessaria per girarsi e rotolare; ora invece è capace di eseguire con efficacia ed autonomia ogni passaggio necessario all'attuazione delle esperienze trovandone gratificazione e piacere. Si presenta con una postura molto più sicura, la sua deambulazione è più certa e maggiore è la sua capacità di distribuzione spaziale. I suoi interessi sono più ampi e indirizzati alla conoscenza di ciò che lo circonda: è curioso, formula tanti interrogativi, è vigile, interagisce e osserva l'ambiente in ogni suo particolare; la sua capacità attentiva si è affinata mettendo in evidenza una buona interazione con gli altri e con il mondo; adesso è in grado di esprimere appieno i suoi bisogni comunicando anche le sue emozioni e i suoi stati d'animo.

In passato l'impugnatura era palmare e con ripetuti passaggi dalla mano sinistra alla mano destra; una presa incerta e una scarsa tonicità che non gli permettevano di effettuare e mantenere per lungo tempo lo stringimento. I tracciati, realizzati sulla lavagna bianca a parete, mentre Stefano si muoveva con spostamenti incerti non riuscendo a mantenersi in postura eretta, erano molto ampi (fuoriusciva dai margini), solo rettilinei, tremolanti, stentati e rivelatori di una debole pressione. Attualmente il bambino pur mantenendo la stessa impugnatura, privilegia ormai la mano destra per la tenuta dello strumento tracciante, partecipa con disponibilità e piacere, si distribuisce nello spazio grafico con estesi, ma controllati, gesti traccianti, accompagnati dallo spostamento in elevazione e abbassamento del corpo seguito dall'emissione di vocalizzi sillabici. I grafismi da lui prodotti sulla lavagna bianca a parete si presentano con tratti maggiormente curvilinei a conferma di una maturità cognitiva in espansione, pur tuttavia non è ancora in grado di esercitare una completa autonomia tracciante, anche se alle produzioni grafiche viene attribuita un'intenzionalità di significato

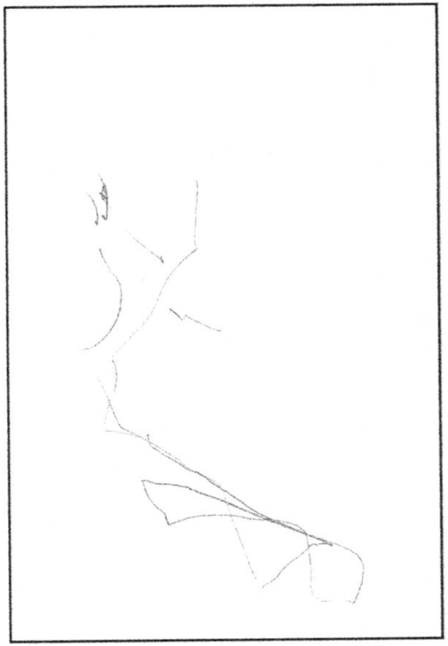

Settembre 2006 - Osservazione
Tracciato non finalizzato, scarica tonica
senza attribuzione di significato né intenzionalità,
realizzato senza il controllo oculare.

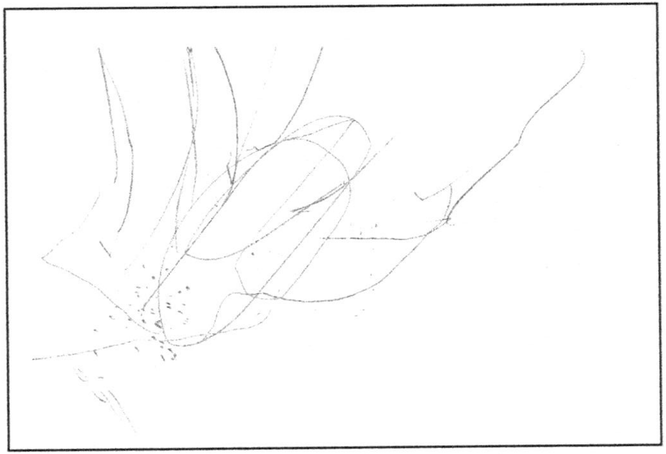

Febbraio 2008
Tracciato finalizzato,
senza attribuzione di significato con intenzionalità,
realizzato con il controllo oculare.

Figura 1

Maggio 2008
"Un bambino"
Tracciato intenzionale e dotato di significato

Figura 2

("questo è un bambino"). Si assiste ad un importante momento evolutivo testimoniato dalla produzione del cerchio da cui si era ben lontani all'inizio dell'intervento (Figura 1, Figura 2).

Anche la motricità manuale si è potenziata e, come dice la mamma: «Finalmente riesce ad avvitare il tappo ad una bottiglia!... a infilarsi e sfilarsi le scarpe... sfoglia le pagine dei libri!... tiene in mano il cucchiaio senza versare la minestra, ma ancora non riesce a prendere la pasta con la forchetta».

Il linguaggio si è arricchito di espressione, produzione, logica, vocaboli, articolazione e comprensione. La produzione fonetica e l'articolazione hanno avuto un notevole sviluppo anche se alcuni fonemi non sono bene espressi ed altri non ancora presenti poiché permane la disprassia bucco-fonatoria (non espelle la lingua, manca di vibratilità della risma labiale e di tonicità mandibolare, ha difficoltà di produzione e di emissione di suoni e rumori).

Il suo vocabolario è aumentato numericamente e le parole vengono utilizzate in modo adeguato ai contesti. Stefano impiega in modo privilegiato un frasario con sostantivi, aggettivi, forme interrogative, anche se ancora privo di verbi coniugati correttamente, di articoli, preposizioni, congiunzioni, ecc. La comprensione ha raggiunto un livello superiore rispetto alla situazione iniziale: il bambino è in grado di capire, ad esempio, i richiami degli adulti e di rispondere conseguentemente, di seguire una storia semplice e di dare conferma di ciò che ha ascoltato o visto, di comprendere i rapporti di causa-effetto.

Il processo di autonomia è sempre più attivato e confermato dal fatto che Stefano ha raggiunto il controllo sfinterico.

Alcune delle osservazioni e dei commenti in merito a Stefano e al suo cambiamento globale non possono trovare migliore attestazione nelle parole dei genitori, che ultimamente ci hanno dato conferma dei suoi mutamenti e delle conquiste nell'autonomia: "Non sembra nemmeno lo stesso...", "... Si struttura un dialogo... sono meravigliato di poter parlare con lui...", "... A scuola gli leggono le storielle e ora riesce a metterle in ordine temporale...". Inoltre: "Quando non riesce a fare qualcosa si arrabbia". "Monta sulla bicicletta e si spinge con i piedi a terra. Prima non ci montava neppure". La mamma, in particolare, afferma: "Quando si fa colazione mi fa togliere la cartina dalla pasta... mamma levimi". "Sta con il fratello, parla e gioca con lui". "La postura che presenta oggi Stefano è meravigliosa... anche la nonna m'ha detto: ma guarda come cammina!". "Stefano è felice e sereno. Fa la sua strada".

Bibliografia

BONISTALLI E., PESCI A., VANNI TIEZZI, M., *Fonemi: Metodo RitmoFonico per la correzione del linguaggio*, Bologna, Calderini, 1968.

BRAUNER F., *Metodo d'esercizi musicali di psicomotricità*, non pubblicato.

CARBONI M., *Musicopedagogia*, Roma, Ma.Gi., 2005.

LE BOULCH J., *Verso una scienza del movimento umano*, Roma, Armando, 1975.

–, *Educare con il movimento*, Roma, Armando, 1999.

LÉVY J., *L'éveil du tout petit, gymnastique du prémiere age*, Paris, Le Seuil, 1972.

–, *The baby exercise book for the first fifteen months*, New York, Pantheon, 1974.

–, *Il bambino cammina*, Milano, Newton Compton, 1979.

MCDONALD L., RENNIE A., TOLMIE J., GALLOWAY P., MCWILLIAM R., *Investigation of global developmental delay*, in «Pediatrics», 118, 1° July 2006, pp. 322-329.

PESCI A., PESCI G., *L'espressione verbale*, Firenze, Edizioni Scientifiche ISFAR, 2007.

PESCI G. (a cura di), *Edumovement*, Firenze, Edizioni Scientifiche ISFAR, 2007.

PESCI G., AVATANEO D., *Il rilassamento globale di Wintrebert*, in «L'insegnante specializzato», 3, 1994.

PESCI G., MANI M., *Metodi e tecniche dialogico corporee*, Firenze, Edizioni Scientifiche ISFAR, 2008a.

PESCI G., PESCI S., *Touch-ball*, Roma, Ma.Gi., 2003.

PRUDDEN S., SUSSMAN J., *La ginnastica è un gioco: Ginnastica creativa per neonati e bambini*, Milano, Sperling e Kupfer, 1976.

Capitolo III

IPERCINETICO DI ASPERGER

Premessa

La sindrome di Asperger è stata studiata nel 1940 ed ha preso il nome dal pediatra viennese Hans Asperger (1906-1980) che l'ha resa nota in un articolo pubblicato dalla rivista tedesca «Archiv fur Psychiatrie und Nervenkrankheiten», dal titolo *Gli psicopatici autistici in età infantile* (Asperger, 1944). Asperger descrive questi bambini come soggetti con maldestrezze e scompostezze motorie, scarsa consapevolezza del proprio corpo, disorganizzazione ritmica e spazio-temporale, con un comportamento stereotipato e ossessivo, scarsi interessi, limitata espressività fisiognomica e gestuale, limitato contatto visivo, inadeguatezza timbrica e tonematica. Sono inoltre incapaci di capire le sfumature della lingua, come l'ironia e l'umorismo e di permanere in conversazione, insufficienti nella disponibilità a strutturare intese simpatetiche, oppozionisti con mancato rispetto delle regole sociali e perciò socialmente difficili. Le persone che soffrono della sindrome di Asperger presentano marcate carenze nei rapporti di relazione, spesso *routine* ossessive e comportamenti strani o insoliti e sono considerate per questo eccentriche. Sono goffe, con una difficoltà organizzativo-corporea, disabili nel leggere le comunicazioni non verbali, nell'esprimersi ed informare con segnali corporei; sembrano non ascoltare né vedere, sono spesso disturbate da suoni, luci e rumori, sensibili ai sapori, agli odori, a materiali modellabili e a stoffe con trame morbide: percepiscono il mondo come "molto diverso" e preferiscono luoghi particolari sui quali investire il loro interesse. Per definizione hanno un Quoziente Intellettivo nella norma o superiore e molte mostrano eccezionali abilità e talenti. Questi soggetti, pur con un vocabolario straordinariamente ricco, possono avere difficoltà espressivo-elocutorie e un disagio a relazionarsi verbalmente.

La scoperta della sindrome e il lavoro pubblicato da Asperger nel 1944 sono rimasti sconosciuti fino al 1981, anno in cui Lorna Wing (1981) pubblica l'articolo *Asperger's Sindrome: A clinical account*. Da allora la sindrome di Asperger ha riscosso un grande interesse nel mondo scientifico e in molti hanno iniziato a fare ricerche su quella che si proponeva come una interessante variante dell'autismo di Kanner.

I criteri diagnostici per la definizione del disturbo di Asperger, si rintracciano nel Manuale statistico e diagnostico dei disturbi mentali (APA, 2002) nella sezione 299,80:

A) *Difficoltà qualitative nel rapporto sociale, se sono presenti almeno due tra le seguenti:*

1. difficoltà marcata nell'uso di comportamenti non-verbali multipli, come il guardarsi negli occhi, le espressioni fisiognomiche, la postura corporea, i gesti e i movimenti per regolare le interazioni sociali;
2. impossibilità a sviluppare relazioni appropriate tra pari;
3. mancanza di ricerca spontanea per condividere divertimenti, interessi o obiettivi con altre persone (ad esempio, difficoltà nel mostrare, portare o indicare oggetti d'interesse alle altre persone);
4. mancanza di reciprocità sociale ed emotiva.

B) *Modelli di comportamento stereotipati e ripetitivi, manifestati da almeno uno fra i seguenti:*

1. raggiungimento di un'occupazione mentale con uno o più modelli stereotipati e ristretti d'interesse, che sia anormale nell'intensità e nell'attenzione;

2. aderenza apparentemente inflessibile a specifici rituali o comportamenti non necessari;
3. movimenti corporei stereotipati e ripetitivi (agitare le mani, le dita, torsioni o movimenti di tutto il corpo);
4. persistente ed eccessivo interesse per parti di oggetti.

C) *Il disturbo crea alterazioni cliniche significative nella vita sociale, professionale o in altre importanti aree di vita.*

D) *Non esiste un significativo ritardo nelle abilità elocutorie.*

E) *Non esiste un significativo ritardo nello sviluppo cognitivo o nelle capacità, appropriate all'età, di aiutarsi e di avere un comportamento adatto alle circostanze (tranne che nelle interazioni sociali) e curiosità per l'ambiente esterno nell'infanzia.*

F) *Non ci sono motivi di ritenere che si tratti di una forma di schizofrenia o di un altro disordine pervasivo dello sviluppo.*

Al complesso disturbo di Asperger è frequente trovare associata la sindrome da Deficit di Attenzione e Iperattività (ADHD – *Attention Deficit Hyperactivity Disorder*), una comorbilità che rende ancor più difficoltoso il normale sviluppo e l'integrazione sociale, caratterizzato da difficoltà di apprendimento delle materie curriculari e da disturbo oppositivo-provocatorio. L'ADHD venne documentato per la prima volta da G.F. Still (1902) sulla rivista medica «Lancet», pubblicata a Londra nel 1902, cui seguirono continue ricerche che nel 1987 portarono a delle conclusioni condivise, pubblicate nel DSM-III-R e indicate come Disturbo da Deficit di Attenzione/Iperattività (DDAI). Il comportamento di questi soggetti è irrequieto con frequenti infrazioni e mancati rispetti delle comuni regole sociali e note aggressive; sono soggetti contestatori, incapaci di comunicare e di maturare efficacemente le relazioni interpersonali. Il DSM IV conferma la specificità di tale disturbo e, come l'ICD-10, la Classificazione Internazionale delle Sindromi e dei Disturbi Psichici e Comportamentali (OMS,

1992), lo descrive nella *Classificazione Multiassiale dei Disturbi Diagnosticati nell'Infanzia e nell'Adolescenza*, all'interno della categoria dei "Disturbi da Deficit di Attenzione/Iperattività".

I criteri diagnostici dell'ADHD, secondo il DSM-IV (APA, 2002), sono:

A) *Entrambi (1) o (2):*

(1) sei (o più) dei seguenti sintomi di Disattenzione che persistano per almeno 6 mesi con un'intensità che provoca disadattamento e che contrasta con il livello di sviluppo:

Disattenzione:

a) spesso fallisce nel prestare attenzione ai dettagli o compie errori di inattenzione nei compiti a scuola, nel lavoro o in altre attività;
b) spesso ha difficoltà nel sostenere l'attenzione nei compiti o in attività di gioco;
c) spesso sembra non ascoltare quando gli si parla direttamente;
d) spesso non segue completamente le istruzioni e incontra difficoltà nel terminare compiti di scuola, lavori domestici o mansioni nel lavoro (non dovute a comportamento oppositivo o a difficoltà di comprensione);
e) spesso ha difficoltà ad organizzare compiti o attività varie;
f) spesso evita, prova avversione o è riluttante ad impegnarsi in compiti che richiedono sforzo mentale sostenuto (es. compiti a casa o a scuola);
g) spesso perde materiale necessario per compiti o altre attività (es. giocattoli, compiti assegnati, matite, libri, ecc.);
h) spesso è facilmente distratto da stimoli esterni;
i) spesso è sbadato nelle attività quotidiane.

(2) sei (o più) dei seguenti sintomi di Iperattività-Impulsività che persistono per almeno 6 mesi ad un grado che sia disadattivo e inappropriato secondo il livello di sviluppo:

Iperattività:
a) spesso muove le mani o i piedi o si agita nella seggiola;
b) spesso si alza in classe o in altre situazioni dove ci si aspetta che rimanga seduto;
c) spesso corre in giro o si arrampica eccessivamente in situazioni in cui non è appropriato (in adolescenti e adulti può essere limitato ad una sensazione soggettiva di irrequietezza);
d) spesso ha difficoltà a giocare o ad impegnarsi in attività tranquille in modo quieto;
e) è continuamente "in marcia" o agisce come se fosse "spinto da un motorino";
f) spesso parla eccessivamente.

Impulsività:
g) spesso "spara" delle risposte prima che venga completata la domanda;
h) spesso ha difficoltà ad aspettare il proprio turno;
i) spesso interrompe o si comporta in modo invadente verso gli altri (es. irrompe nei giochi o nelle conversazioni degli altri).

B) *I sintomi iperattivi-impulsivi o di disattenzione che causano le difficoltà devono essere presenti prima dei 7 anni.*

C) *I problemi causati dai sintomi devono manifestarsi in almeno due contesti (es. a scuola [o al lavoro] e a casa).*

D) *Ci deve essere una chiara evidenza clinica di una significativa menomazione nel funzionamento sociale, scolastico o lavorativo.*

E) *I sintomi non si manifestano esclusivamente nel corso di un Disturbo Generalizzato dello Sviluppo, Schizofrenia o altri Disturbi Psicotici oppure che non siano meglio giustificati da altri disturbi mentali (es. Disturbi dell'Umore, Disturbi Ansiosi, Disturbi Dissociativi o Disturbi di Personalità).*

Presentazione e anamnesi

Tra i soggetti che abbiamo seguito con disordini complessi nel comportamento, nei tratti emozionali e affettivi, nelle abilità e disponibilità a seguire il ritmo degli apprendimenti, ci pare opportuno riferire di Claudio, giunto presso il nostro Centro nel luglio 2002, all'età di sette anni e mezzo, dopo aver terminato la seconda classe elementare.

Dall'anamnesi è emerso che nel 2001, durante la frequenza della prima classe elementare, a seguito di dichiarazioni da parte della scuola sull'impossibilità di coinvolgere il bambino in attività apprenditive, erano state effettuate indagini cliniche presso la USL tra cui un esame elettroencefalografico e osservazioni psicodiagnostiche orientate a definire il "ritardo evolutivo".

All'esame elettroencefalografico si era registrato un tracciato che "non fa apprezzare reperti elettrografici di significato patologico", mentre le osservazioni psicodiagnostiche si erano tradotte in una dichiarazione del 15 maggio 2001 in cui veniva rilevato un disturbo che nella certificazione veniva definito "Affetto da Psicosi Infantile (ICD 10 F 84.0)". Si affermava anche che per tale disturbo era previsto un programma terapeutico riabilitativo. La struttura presso la quale era stato seguito Claudio, una volta alla settimana (il martedì, per l'intera giornata, impedendo così la regolarità della frequenza scolastica) era un istituto riabilitativo convenzionato che si trovava a 30 Km dalla sua abitazione e dalla sede scolastica, per raggiungere il quale veniva utilizzata un'ambulanza.

Il disagio dimostrato dal bambino ogni volta che rientrava a casa dopo la terapia era evidente dalle domande che poneva: "Ma io sono malato come loro?". I pianti, le lamentele e l'accentuata alterazione comportamentale apparsa fin dall'inizio di questo percorso terapeutico-riabilitativo avevano spinto il padre a presentarsi all'Istituto senza farsi annunciare, cosa che gli aveva permesso di trovare il figlio in una stanza semibuia davanti alla televisione a guardare una videocassetta. Una situazione ancora più imbarazzante si è aggiunta quando il padre richiese di visionare il programma terapeutico seguito dal figlio e si rese conto che non c'era nulla di scritto, infatti gli fu riferito soltanto a voce. Tale programma comprendeva semplicemente lo stare in palestra, l'apparecchiare a tavola per riconquistare autonomia, a cui si doveva evidentemente aggiungere anche il sostare davanti alla televisione con i soggetti *handicappati* in età di scuola materna. Una terapia ritenuta "ridicola" dal padre che decise di portare via con sé il figlio, per scongiurare il pericolo che si strutturassero in lui tutte quelle manifestazioni stereotipate presenti nei soggetti dell'Istituto, visto che aveva iniziato, in maniera preoccupante "a mettere le cose in bocca e fare dei versi strani".

Nei giorni successivi i genitori di Claudio, in una riunione con l'*équipe* dell'Istituto da loro richiesta, avevano fatto presente che il loro figlio avrebbe potuto fare progressi solo stando con dei compagni sani. Sentendosi rispondere che "il programma è questo e se volete lo potete portare da un'altra parte", non avevano più fatto seguire il bambino da quel Centro e si erano prodigati per individuare una situazione alternativa che avevano trovato, inserendolo in un contesto di aggregazione giovanile. Lì Claudio aveva gradualmente abbandonato molti di quei comportamenti assunti per imitazione. Il padre, continuando a cercare "una soluzione consistente", giunge da noi dichiarando apertamente questa grande necessità.

Questi dati anamnestici e clinici sono stati raccolti nei primi incontri ai quali ne sono seguiti altri, orientati a rilevare dati storico-familiari e personali al fine di recuperare e analizzare ogni abilità, disponibilità e potenzialità del soggetto.

La famiglia è composta da padre, madre, Claudio e una sorella di quattro anni. La gravidanza di Claudio è stata, a detta della madre, "Bruttissima, con depressione e pianto" e con il desiderio di "trovarmi fra le braccia della mia mamma". Un comportamento spiegato con il fatto che "Il bambino non era previsto, non era programmato, non era desiderato". Al parto si presentava podalico ed è stato necessario il taglio cesareo.

Claudio ha frequentato l'asilo nido e la scuola materna, dove ha dimostrato tutta la sua inadeguatezza al rapporto con gli altri mentre riusciva a stare per tempi lunghi da solo, utilizzando ogni mezzo per realizzare delle costruzioni, tanto da essere definito "il piccolo ingegnere" e dove ha trovato una insegnante che "l'ha trattato malissimo", e che, secondo la madre, è stata la causa di tutte le sue difficoltà.

In prima elementare il bambino si è presentato con "notevoli problemi di attenzione e di impegno", così come si legge nella valutazione intermedia della scuola, in cui si afferma inoltre che «durante le attività scolastiche si rifiuta di lavorare e si muove continuamente fuori e dentro l'aula e necessiterebbe di un rapporto individualizzato con l'insegnante per tempi più lunghi e continuativi». "È come se non l'avesse fatta", così ha commentato il padre riferendosi alla prima elementare, "è sempre stato affacciato alla finestra o a guardare giornalini". L'insegnante, certo non per benevolenza, più volte ha preso per un braccio la madre del piccolo Claudio, dicendole: "Sappia che suo figlio è psicotico". Al termine di quell'anno scolastico, nella valutazione finale si legge: «...l'alunno abbisogna della presenza costante dell'insegnante per svolgere qualsiasi attività didattica. La durata della sua attenzione e applicazione è breve. Si muove continuamente in classe e dalla classe in bagno. Difficile contenere i suoi comportamenti». Mentre leggevamo a voce alta la scheda Claudio ha detto: «A me mi piace soltanto giocare al treno... la maestra M. si arrabbia e grida ad alta voce».

Durante la seconda classe il bambino è stato seguito da un'insegnante di sostegno, assegnatagli dopo l'attestazione di "Ritardo Evolutivo" per minorazione prevalente psichica e uno stato di gravità in relazione ai bisogni didattici al fine dell'assegnazione di deroga al rapporto 1 a 4.

Il documento di valutazione scolastica recita: «[...] quando l'insegnante di sostegno manca, Claudio ha atteggiamenti di disturbo e mostra scarso senso di responsabilità e di autonomia, le sue relazioni con i compagni sono improntate da aggressività». Inoltre, dall'analisi dei quaderni, sono emersi interessanti richiami scritti come "Lumacone", "Oggi non hai voluto fare nulla", "Ti sei rifiutato di fare il dettato", e note indirizzate ai genitori tra cui: "Oggi Claudio si è rifiutato di fare qualsiasi compito" e "Claudio in classe fa le cose senza chiedere il permesso". Modalità che denunziavano la conflittualità e l'incapacità degli insegnanti di saper stare in relazione con il bambino e con la famiglia.

Al termine della seconda classe è stata confermata dalla USL la richiesta di sostegno non più con l'attestazione di "Psicosi Infantile (ICD 10 F 84.0)", poi appellata come "Ritardo Evolutivo", ma con "Disarmonia dell'età evolutiva in un quadro di disturbo psichico (ICD 10 Z58.8-Z63.8)".

Durante il colloquio anamnestico è emersa, da parte dei genitori, la difficoltà nell'affrontare e gestire il comportamento del figlio, ritenuto irrefrenabile, e lamentavano le tante situazioni che si trovavano a vivere: «Dovunque andiamo ci fa disperare, per la strada ci fa sempre spaventare, attraversa senza guardare e non si ferma», oppure: «Quando gioca con la sorella non riesce a stare fermo a fare qualcosa, è talmente agitato che agita anche lei, ci fa perdere sempre la pazienza, non ascolta e non obbedisce». Anche «quando fa i compiti inizia a fare qualcosa e per finire occorrono ore e ore perché si distrae continuamente, si alza e fa altre cose, oppure si incanta, rimane immobile con lo sguardo fisso», incapace di recepire i richiami e gli ordini, impiegando tanto tempo da dover investire perfino il dopocena. Una lentezza "esasperante", come dice la mamma, che si riscontrava nelle autonomie di base e in ogni occasione di vita quotidiana: nel mangiare, nel lavarsi e nel vestirsi, una lentezza tale da indurre i genitori a vestirlo. A causa di tutto questo si sono alterati i ritmi sonno-veglia e al mattino il risveglio è assai difficile. Anche nei confronti del cibo, Claudio presentava comportamenti particolari, sia per la tipologia degli alimenti, sia per la modalità di cottura; spesso si rifiutava di mangiare, non mangiava carne né verdura né frutta, mostrava diffidenza per i nuovi piatti, non tollerava pezzetti di cibo con consistenza diversa da quella di base (ad esempio il ragù di carne) e privilegiava alimenti prevalentemente a base di carboidrati (pane, pasta e riso, meglio se senza condimenti).

Un'altra nota in conoscenza di Claudio ci è giunta dalle parole della mamma: «Si bagna sia a scuola che a casa specie quando è impegnato in qualcosa che ritiene più importante; è pigro, non va mai nel momento giusto, aspetta sempre l'ultimo momento». A tal proposito il bambino ha detto: «Con la mia sorellina mi diverto tanto e rido così tanto che a volte mi faccio la pipì addosso». Notizie che recuperiamo stando in dinamica con i genitori e i due figli. Nel *setting*, da soli con Claudio, nel dare continuità all'osservazione, egli ci ha offerto, in un clima di caos attentivo con tempi di chiusura e di indisponibilità, intervallati da brevissimi momenti di scambio, ampie conoscenze sulle dinamiche da lui condotte e sostenute in un clima classe: "Io bacio le femmine e loro scappano", la maestra diceva alle bambine: "Se te lo rifà dagli un ceffone dato bene", «... Io faccio il pagliaccio quando vado in bagno, ... sono un po' furbo e un po' cretinato... mi arrampico sulla lavagna e faccio la statuina... se non c'è la F. (insegnante di sostegno) io non scrivo... io voglio fare il furbo e non fare i compiti... studio poco perché voglio giocare... ma a casa studio tanto... la scuola mi sembra un parco giochi... io faccio il cretino con P. e la maestra mi dà un libro così sto buono e non do noia ai bambini». Poi aggiunge: "P. è un mio compagno e faccio il girotondo con lui".

Oltre a queste occasioni, in cui ha trovato spazio per fare dichiarazioni orientate sulla scuola, sul rapporto con le insegnanti e con i compagni, Claudio, coinvolto con noi in uno scambio simpatetico di relazione, ha prodotto interessanti dichiarazioni sulla situazione vissuta all'interno della costellazione familiare riferendosi ad alcuni momenti assai significativi, ad esempio: «Il babbo si arrabbia e grida sempre con me... il babbo e la mamma litigano sempre... la mamma mi dà sempre botte e anche schiaffi», una situazione difficile per la quale, a seguito di un racconto fatto dal figlio a scuola, i genitori sono stati convocati.

Approfondimento diagnostico

L'approfondimento diagnostico in utilizzo dei test è stato condotto al termine del mese di settembre, quando Claudio aveva raggiunto l'età di sette anni e nove mesi.

Espressività motoria

L'indagine sull'Espressività motoria ha permesso di rilevare la presenza di una dominanza destra (escluso l'occhio che è sinistro), una difficoltà nell'inseguimento dell'occhio con la conseguente richiesta di una visita ortottica e oculistica, disgnosia digitale e alterazione del tono-muscolare, specie negli arti inferiori. Sono state riscontrate inoltre difficoltà nell'equilibrio statico, impacci organizzativi ritmo-cinetici, disorganizzazione spazio-temporale e alterazione nel dinamismo respiratorio.

Linguaggio e abilità apprenditive

L'indagine sul linguaggio verbale ha messo in evidenza un vocabolario assai ricco e adeguato, ma utilizzato con precipitazione e tono di voce elevato.

Dall'analisi delle abilità apprenditive sono emerse:

- nella codifica scrittoria: omissioni, inversioni ed errori sistematici nel rispetto delle regole ortografiche oltre che una faticabilità a trascrivere i tanti pensieri e le tante idee (il soggetto riduce la propria produzione scrittoria al minimo) che invece è capace di elaborare e di esporre verbalmente;
- nella decodifica scrittoria: lentezza, stentatezza, caduta ritmica e tonematica con impacci dovuti ai disordini nell'inseguimento oculare;
- difficoltà negli apprendimenti logico-matematici.

Il soggetto ai test ha dimostrato difficoltà attentive e faticabilità, oltre a dare conferma della scarsa abilità nell'organizzazione spaziale. È inoltre da rilevare la buona capacità mnestica.

Bender Visual Motor Gestalt Test

Al Bender Test abbiamo potuto annotare una difficoltà visuopercettiva, grafo-motoria ed emotivo-relazionale, oltre ad una scarsa abilità nel rispetto di schemi spaziali.

Test grafici

Dall'analisi dei test grafici (Test dell'Albero, Draw a Person Test e Test della Famiglia) è emerso che il soggetto è frenato, introverso, vive con la sensazione di non essere adeguato al mondo. Manifesta difficoltà di adattamento, chiusura, tensione che genera spinte antagoniste, ansia, paura di staccarsi dal rapporto primario, vive la madre come protettiva o carente. Presenta la necessità di fare ricorso a meccanismi di difesa, scatti di collera e aggressività; domina con un eccessivo controllo i propri impulsi, non ammette interferenze nelle sue decisioni né di sbagliare, è riluttante ad accettare e capire il punto di vista degli altri: ciò si traduce in un atteggiamento rigido. Vuole ottenere risultati positivi, farsi valere; aspirazioni e desideri di una idealità poco realistica. Nonostante le sue inadeguatezze ha bisogno di sentirsi importante e di avere una più ampia sfera di influenza e ciò lo rende irrequieto ed è facilmente trascinato dai suoi desideri e dalle sue speranze. Un voler essere che trova ostacoli, e che provoca la sensazione di mancanza di spazio personale, basi insicure che nella realtà sociale gli impediscono di mostrare ciò che ha dentro di sé, fino a negare l'esistenza di pensieri dolorosi o sentimenti di inadeguatezza. Queste carenze si traducono nell'esigenza di un legame di comprensione e intimità, di un'armoniosa atmosfera di pace e tenerezza.

Favole della Düss

Il reattivo ha consentito di rilevare delle difficoltà nelle relazioni con i pari e nel rapporto con i familiari, costellate da note di opposizione, egocentrismo, frustrazione e rifiuto comportamentale e inoltre difficoltà nello stare con gli altri e nel comunicare i suoi reali bisogni. La qualità con la quale il bambino ha articolato e argomentato le storie denota una buona capacità espositiva, logica e spazio-temporale.

WISC-R

La valutazione cognitiva è stata rilevata per mezzo dalla WISC-R, riportando un Q.I. totale di 121, un Q.I. verbale di 111 e un Q.I. *performance* di 129.

In particolare, per quanto riguarda le prove verbali, si è delineato un profilo con punteggi elevati di "comprensione"; le prove di *performance* (in particolare "disegno con cubi", "ricostruzione di oggetti" e "cifrario") sono invece risultate significativamente sopra la norma. L'unico aspetto intellettivo leggermente sotto la media è il "ragionamento aritmetico". Una lettura globale del test ha consentito di rilevare un'intelligenza superiore, buon ragionamento e flessibilità intellettuale, la capacità di organizzare gli elementi in una struttura significativa, ma pure difficoltà di attenzione e concentrazione, problemi di natura ansioso-emotiva e tendenze ossessive.

Considerazioni e conclusioni diagnostiche

Come si è potuto notare il Q.I. è molto alto, pur in presenza di una non soddisfacente abilità apprenditiva idonea a seguire il ritmo della classe, ostacolato da un formulario espressivo-comunicazionale inadeguato ad esprimere i suoi stati emotivi che spesso lo espone a rischio di reazioni molto forti e a seri problemi con le normali interazioni sociali. Claudio non riesce a capire perché viene scansato dai coetanei e così, anche se involontariamente, tende ad allontanarsi da loro.

L'alienazione sociale è intensa, emarginato da una società insensibile, si sente "diverso" dai cosiddetti "neurotipici" o più comunemente definiti "i normali". Egli ha difficoltà a comunicare i propri problemi o capire quando è il momento di mostrare affetto. "Gli altri non riescono proprio a capirmi!", questa è l'espressione da lui utilizzata a conferma che il bambino è portato a pensare "Io sono fatto così e non posso cambiare".

Fin dalla prima infanzia è stato spesso trovato a raccogliere oggetti, specie mollette per stendere i panni con le quali faceva costruzioni bellissime e nel tempo ha mantenuto questi interessi verso le costruzioni di mezzi di trasporto, privilegiando i treni.

Ha sempre manifestato buone competenze linguistiche (vedi Box 1 per approfondimento) e, nonostante la presenza di una monotona espressione tonematica per scarsa organizzazione ritmica, Claudio ha una notevole facilità di linguaggio ed ha sviluppato un acuto senso dell'umorismo, l'uso dei doppi sensi, dei giochi linguistici e della satira.

Box. 1

Ecco una poesia scritta da Claudio a circa otto anni:

La neve

La neve è leggera
Sta nel gelo
E cade lentamente.
Si posa sul terreno,
le strade sono tutte bianche
e sui rami degli alberi spogli c'è la neve.
Tutto è ricoperto da un mantello bianco.

Ottime sono la capacità mnestica e quella di raccogliere informazioni in base agli indizi espressivo-comunicativi delle persone che lo circondano, nonostante possa apparire indifferente alle espressioni non verbali come sorrisi, ammiccamenti, ecc. e mostri difficoltà nel guardare negli occhi gli altri. Il suo sguardo è fisso sui particolari, orientato ad analizzare con intensità, con attenzione ossessiva, a guadagnare una memoria "eidetica", focalizzata sulle immagini visuali e sui dettagli.

I suoi interessi riguardano argomenti vari, spaziano su temi di scienze, arte, storia, ma si mostra particolarmente esperto nel settore dei trasporti ferroviari. Ha approfondito ogni minimo dettaglio che arricchisce questa sua passione, tanto da dichiarare: «Quando il babbo mi ha portato per la prima volta in un negozio di modellismo e ho visto tanti treni montati... mi batteva così forte il cuore dall'emozione».

È capace di definire tipologie, classificazioni e caratteristiche specifiche di tutti i convogli, riportandone esattamente la particolarità delle locomotive, la composizione, i funzionamenti, i meccanismi, gli ingranaggi di aggancio, "...le trasmissioni a cinghia, le ruote dentate..." e perfino le tipologie di servizio: locali, regionali, nazionali, ecc. riferendo notizie molto dettagliate sulla storia di questo mezzo di trasporto. Ma il suo interesse si amplia anche in altre direzioni: è infatti affascinato dai giochi di prestigio e dalle illusioni ottiche, è abile nel riportare, con dovizia di dettagli, sfumature e logica, argomenti e temi, specie su invenzioni e scoperte, teorie scientifiche, esperimenti, animali, località con usi e costumi dei popoli di cui legge, studia o vede in televisione. La sua capacità di apprendimento gli ha permesso di conquistare un bagaglio di conoscenze nei suoi campi d'interesse, ciò giustifica la definizione "piccoli professori" data da Asperger sui suoi pazienti. La superiorità di Claudio sta nell'essere enciclopedico, nel conoscere tutto e nel dimostrarlo. Un sapere che lo porta a svalorizzare gli altri, considerarli ignoranti e a pensare che sia tempo perso parlare con loro, ma anche ad aver paura di non conoscere qualcosa. Il bambino si vive come un essere onnipotente ed invincibile, mentalmente superiore e più furbo degli altri e, per convincersi della propria superiorità e del proprio potere, è generoso, ma al tempo stesso inadatto al compito.

A questi comportamenti se ne sommano altri più spiccatamente coniugabili con l'ADHD (*Attention Deficit Hyperactivity Disorder*), tra cui i tratti oppositivi e provocatori, l'intraprendere azioni pericolose senza considerare le possibili conseguenze, la continua agitazione e impulsività che lo trascinano ad interrompere frequentemente gli altri mentre parlano, l'incapacità di attendere il proprio turno, la disattenzione in occasione di impegni prolungati, attività ripetitive e noiose e rivolte ai dettagli che lo portano a produrre errori asistematici, a cui si aggiunge la tendenza ad essere disordinato. La distraibilità o debole concentrazione, la frettolosità, l'irrequietezza, l'impulsività, il non saper congegnare le strategie di apprendimento e il subire inibizioni per le informazioni irrilevanti, come pure i comportamenti di evitamento e opposizione, interferiscono in maniera vistosa nell'acquisizione delle competenze scolastiche di Claudio, lo rendono insufficiente rispetto ai propri coetanei.

Conseguenze negative si rilevano infatti nella lettura ad alta voce che è lenta e scorretta, sebbene quella silenziosa denoti una grande velocità decodificatoria, una totale comprensione del testo scritto e un'acquisizione espansa dei contenuti. La traccia grafica della codifica scrittoria è stentata e a volte ripresa, il bambino incontra difficoltà anche per la soluzione di problemi aritmetici. Gli insuccessi accumulati e quelli attuali lo hanno reso ansioso, insicuro e incerto, hanno sviluppato in lui un senso di fallimento e di frustrazione che si ripercuote sull'autocontrollo comportamentale e sulle relazioni interpersonali. Il mancato rispetto delle regole sociali, l'alta frequenza di comportamenti negativi sia verbali che non verbali, i bassi livelli di espressione affettiva incidono sulla qualità delle interazioni e lo espongono alla denigrazione e alle critiche degli insegnanti e all'evitamento da parte dei compagni nei confronti dei quali si è reso poco popolare per lo scarso rendimento dal punto di vista del profitto scolastico. Essi lo considerano non cooperativo, intrusivo, aggressivo e provocatorio e mostrano nei suoi confronti una marcata derisione oltre che servirsene per addossargli responsabilità di altri.

Un quadro complesso, dunque, quello di questo bambino, ricco di tante sfumature, che ha richiesto un intervento assai articolato in risposta sia alle molteplici necessità emerse che alle altre nascoste nelle pieghe di un comportamento viziato da difficoltà e disagi.

Intervento clinico

La presenza della sindrome di Asperger e dell'ADHD ci metteva di fronte ad una situazione per la quale si imponeva una diagnosi neuropsichiatrica. Così ci siamo rivolti al prof. Michele Zappella, neuropsichiatra infantile, noto per aver da sempre agito nel rispetto di questi soggetti con interventi di aiuto che non comprendessero i soli farmaci.

Egli ha confermato la nostra diagnosi: «Claudio è affetto da sindrome di Asperger associata a un Disturbo dell'Attenzione con Iperattività» e per «la presenza di sbalzi di umore e il continuo movimento troppo intrusivo» ha prescritto una cura farmacologica limitata ad un periodo di tre mesi, in modo da consentire di iniziare un intervento concreto ed efficace.

Dopo i primi due mesi in cui è stato possibile effettuare con il bambino esperienze già assai significative, nella visita di controllo prevista, il professor Zappella ha rilevato un comportamento «più calmo e costruttivo se pur spiccatamente iperattivo e con disturbo dell'attenzione», confermando la cura precedente e prescrivendo un altro farmaco per tre mesi.

Secondo la letteratura scientifica per quanto riguarda la sindrome di Asperger l'orientamento terapeutico prevalente prevede psicoterapie, interventi riabilitativi o educativi diversi, rivolti a liberare l'individuo dal pensiero costrittivo di essere malato o handicappato, a favorire modifiche del comportamento, a intervenire per agevolare sviluppi cognitivi e agire trattamenti farmacologici con psicostimolanti, antidepressivi e stabilizzanti dell'umore. Per i soggetti con ADHD, invece, il punto di riferimento è la tradizione cognitiva e comportamentale, secondo la quale si interviene con un criterio multimodale in cui sono coinvolti la scuola, la famiglia e il bambino, basandosi sulle strategie che genitori e insegnanti devono sostenere con costanza e che sono ispirate dalla *Token economy*, un programma sostanziato da una tecnica che prevede dei punti che il bambino può guadagnare ogni volta che attua comportamenti desiderati dagli adulti, una modalità indicata anche per i clinici che lavorano con questi soggetti individualmente. Un altro sistema assai seguito è il *Parent training*, che si basa sulla teoria dell'apprendimento sociale ed ha come obiettivo la modificazione del comportamento dei genitori: si tratta di far acquisire loro un ruolo attivo nell'organizzazione della vita sociale del bambino, nell'insegnare loro a riconoscere l'importanza delle sue relazioni con i coetanei, nel facilitare l'accordo fra insegnanti ed educatori che lo seguono, nell'istruirli su come rinforzare positivamente nel piccolo i comportamenti accettabili, come ignorare quelli problematici e utilizzare in modo efficace le punizioni. Un *training* sulle abilità sociali che è preferito ad un intervento individuale, nonostante l'efficacia sia ampiamente ostacolata dall'eterogeneità e specificità dei soggetti con ADHD.

Ma tutti questi interventi sono orientati a disturbi specifici o disarmonie, e quindi contrari al nostro principio di rivolgersi sempre alla persona nella sua globalità. E proprio nel rispetto della globalità del soggetto abbiamo realizzato un intervento di aiuto complesso, basato su molteplici esperienze tecnico-metodologiche, condotto dopo aver chiarito con i genitori quali sintomi e manifestazioni del figlio non erano attribuibili a loro, ma facevano parte di una sua specifica condizione. L'indagine ha mostrato che la difficoltà di Claudio nel dimostrare loro affetto non voleva dire che egli non lo provasse, come, del resto, dimostrava una delle sue affermazioni rivolte ad uno dei due genitori: "... Sei tu che non riesci a capirmi!". La divinizzazione delle proprie capacità, il problema di disorganizzazione emotiva e affettiva del bambino non potevano implicare infatti alcuna responsabilità genitoriale.

Le stimolazioni offerte a Claudio sono state sostanziate fin dall'inizio dalla semiologia corporea con lo scopo di risvegliare ogni disponibilità espressivo-emozionale, attentiva e comunicazionale, sostenuta dalla convinzione, peraltro provata, che la personalità dell'individuo si struttura a partire dal rapporto che questi ha con il proprio corpo, un corpo che lo delimita e lo situa nello spazio, stimolato nella presa di coscienza di sé, nella scoperta del proprio ritmo vitale, nella conoscenza delle potenzialità di espressione e di comunicazione e delle capacità gnosico-prassiche per consentirgli di agire nell'ambiente in cui vive e realizzare nel miglior modo se stesso. Si tratta di una "personalizzazione", un "abitare nel proprio corpo" che richiede sia un processo di unificazione dell'Io, che la localizzazione del Sé e della propria specificità corporea, oltre a un processo di realizzazione o acquisizione del senso di realtà.

Il corpo, a un tempo fenomeno psichico e testimone rassicurante dell'unità della persona, si modella così bene nell'ambito delle relazioni di interazione da non poter annullare o cancellare ogni esperienza che sviluppi in sé sentimenti positivi. Sensazioni corporee e pulsionali animano ogni occasione di conoscenza e di esperienza. Non c'è attività umana di cui il corpo non sia il mezzo e lo scopo, lo strumento o l'oggetto che permette di evidenziare come l'esistenza offra un contributo psicosomatico. Gli aspetti psichici e corporei si trovano coinvolti in un processo di mutui rapporti che rende comprensibile la reale unità della persona e ne definisce l'equilibrio. Quest'ultimo significa ed esprime l'integrazione, la sicurezza, la realtà, in cui mentale e fisico sono studiati o interpretati in termini di coesistenza dialettica, come momenti variabili di una esperienza unitaria. Oltre a definire l'unità psicofisica, l'equilibrio evidenzia la capacità fondamentale di sentire l'appartenenza corporea, di vivere nel proprio corpo, riconoscerlo, essere in relazione con se stessi e in rapporto con gli altri. Una organizzazione dinamico-strutturale-spaziale come esperienza primaria dell'essere al mondo, come esistenza, apertura e dialogo con esso. Essere corpo vuol dire innanzitutto essere legato a un certo mondo; si può dire che il corpo "abita" il mondo e lo spazio; l'essere corporeo è vita, dialogo, sistema aperto con l'ambiente fisico e umano. Su queste basi interpretative e valutazionali abbiamo proceduto ad esperienze di percezione del proprio corpo, offrendo a Claudio l'occasione di tornare a sentire, vivere, conoscere la realtà corporea e tradurla come presenza, come essenza di "significatività" e "unicità". Si è trattato di promuovere esperienze corporee assunte nell'ambito di una relazione dimensionata sull'investimento affettivo-emozionale positivo, in opposizione ad ogni parodia senza interessi o in situazioni artificiali. Un'occasione importante per una nuova e diversa lettura della propria topografia e geografia corporea e per esperienze di organizzazione ritmo-respiratorio-cinetica e spazio-temporale dirette a promuovere il recupero di volontà indispensabili per raggiungere obiettivi, entusiasmi e propositi.

Trascorsi alcuni mesi si è dato inizio ad incontri periodici con le insegnanti per individuare assieme un orientamento comune al fine di offrire a Claudio una maggiore possibilità di riuscita negli apprendimenti e di evitargli i grandi disagi psicoemozionali dovuti alla sua inadeguatezza nelle relazioni sociali. L'ostacolo degli insegnanti si dimostrava difficile da superare, poiché, forse impreparati nella gestione del comportamento del bambino, avevano già "gettato la spugna". Una inadeguatezza durata per lungo tempo durante il quale non sono mancati fatti e situazioni ingombranti come l'aver fatto sedere Claudio al banco accanto ad una bambina con problemi più gravi rispetto a lui, cosa che gli imponeva di chiedersi: "... io sono malato come lei?", oppure l'averlo lasciato "... con un giornalino da guardare..." quando non era presente l'insegnante di sostegno, così pure gli episodi di aggressione subiti da Claudio che, per un calcio all'inguine datogli da un compagno di classe, era tornato a casa deambulando male, ed era stato necessario l'intervento medico. Quando poi il giorno dopo la madre aveva chiesto chiarimenti sull'accaduto, gli insegnanti in modo arrogante le avevano intimato di andare via altrimenti avrebbero punito il figlio, nonostante non fosse responsabile di nulla. Questo racconto ci è stato fatto dalla donna il giorno stesso dell'incontro con gli insegnanti. Ella ha aggiunto: «Non mi fanno neppure parlare, mi colpevolizzano di avere un figlio ingestibile».

Questa grande conflittualità fra scuola e famiglia doveva essere arginata se volevamo conseguire risultati significativi in tempi utili, ciò ci spingeva a mantenere contatti costanti con la scuola. Gli incontri successivi con gli insegnanti sono stati proficui: è stato importante far riconoscere loro il disordine che obbligava Claudio a comportarsi in modo diverso dagli altri per capire come reagire di conseguenza, in particolare evitare lotte di potere per fare in modo che non divenisse rigido e ancor più ostinato, analizzare e capire le cause conflittive del bambino e le sue sofferenze interiori e sostanziare un diverso stare assieme a lui, acquisendo la consapevolezza che il comportamento di questi bambini non dipende affatto dalle intenzionalità degli adulti e che perciò non c'era ragione di accusare e ferire i genitori supponendo che l'atteggiamento di Claudio fosse frutto del modo in cui era stato educato.

Di lui sono stati presentati agli insegnanti i tanti aspetti che lo rendevano debole nell'attenzione, scarso nella flessibilità cognitiva relativa agli apprendimenti e i tanti altri punti di forza e debolezza che era loro indispensabile conoscere, così come non occorreva un programma "ideale", bensì un programma educativo individualizzato adeguato alle sue esigenze, ai suoi bisogni specifici. Abbiamo realizzato dunque uno stare assieme agli insegnanti per rinsaldare la volontà, per rinnovare la sfida.

Intanto il nostro lavoro specialistico con Claudio si animava di ulteriori opportunità di aggiustamento e accomodamento, molte delle quali sostenute dalle tecniche del metodo SELF® (Pesci, 2004), rivolte alla riconquista del dinamismo corporeo, del risveglio psico-emozionale-affettivo, della percezione temporale e dei rispetti sequenziali, di vissuti organizzativo-corporei e appercettivo-comunicazionali mediante stimolazioni tattili, oltre ad altre numerose occasioni-stimolo che si avvalgono del dialogo tonico, capace di sviluppare esperienze emotive e modalità adattive al tempo metronomico e all'ISO (tempo interno del soggetto), cui si accompagnano il ritmo e la melodia, in modo da consentire la facilitazione e lo sviluppo delle abilità allo scambio. Tutte tecniche incentrate sul polidinamismo e perciò in grado di risvegliare nell'individuo ogni opportunità comunicativa di se stesso, dei propri sentimenti, della propria emozionalità nonché l'apertura ai rapporti interindividuali; tecniche psico-musicali particolarmente adatte a far vibrare la gamma delle emozioni e dei sentimenti, a risvegliare dialoghi interni, favorendo così la riorganizzazione dell'universo delle emozioni e degli affetti con le relative funzioni simboliche e immaginative. Sono state utilizzate inoltre altre tecniche con ulteriori e differenti linguaggi per favorire l'abbattimento degli atteggiamenti difensivi, rigidi o stereotipati e preparare a cambiare le reazioni, le percezioni negative e di conseguenza il proprio stile di vita. L'intervento clinico ha fatto appello anche ad un altro metodo, il Bon Geste (Mani, Pesci, 2005), che favorisce coloro che si propongono con scarse abilità e disponibilità negli apprendimenti, che sono frenati, ostacolati, inibiti, limitati nell'attenzione e nella faticabilità. Una preziosa ed insostituibile modalità di aiuto che si consolida, come evidenziato in precedenza, «con l'educazione al ritmo, al suono e al movimento fino a far conoscere e riconoscere alla persona il valore del gesto, reso visibile dalle tracce lasciate, inizialmente, in campo vuoto e poi sull'universo della lavagna bianca a parete» (cfr. *supra*, cap. I, p. 19). Il Bon Geste ha trovato valida integrazione con il *Prismograph*® (Pesci, Mani, 2005), un metodo teso a recuperare con l'esperienza del Codice Gestuale Corporeo le difficoltà espressivo segniche e codificatorio-scrittorie, e con la tecnica dei *Percorsi Labirintici*, che consente di ottenere una maggiore capacità attentiva, una più ampia abilità a superare gli ostacoli che frenano le attitudini e, nel trovare le soluzioni, a sviluppare il senso di successo e un'ampia fiducia in sé, rinforzata da stimoli simbolici che sostanziano l'uscita dalle tenebre per raggiungere la libertà e spaziare verso nuovi orizzonti.

Un grande impegno operativo ha però trovato ancora ostacoli nelle conflittualità presenti nella scuola. Claudio ci ha infatti raccontato alcuni episodi esemplificativi in tal senso: «... lo odio veramente... un mio compagno di scuola perché mi dice sempre "vaffanculo", "merda" e "merda secca"... e anche un ragazzo nuovo che è arrivato nella nostra classe e che mi piglia in giro e tira le spinte... è prepotente e mi fa piangere...». E in riferimento agli insegnanti: «... io quando vado a scuola sono giù di morale perché la F. non c'è e chi la sostituisce è troppo severa...».

Abbiamo incontrato altri impedimenti anche nei genitori, a causa di una sempre più grave conflittualità sia tra di loro che nel seguire il bambino. Il padre si lamentava per il comportamento della moglie, in particolare nei confronti del figlio: «Alla sera rimane sveglio alla televisione assieme alla madre fino a tarda notte... e per questo al mattino capita che non arrivi in tempo a scuola ...» e «... ieri, domenica, ho fatto di tutto per mandarlo a letto presto ed è stato ugualmente sveglio fino alle ventiquattro... sabato avevano fatto l'una e mezzo...» e, ancora, riguardo ai compiti: «... Mia moglie è frequente che non gli faccia fare i compiti... e sono costretto io, alla sera, quando torno, a rimediare...». La conflittualità fra le componenti genitoriali era estrema, litigavano assai frequentemente, perfino – come diceva Claudio – quando erano in ferie, dando origine a situazioni che hanno indotto il bambino, mentre era intento ad un lavoro, a chiederci: "... Fate qualcosa per i miei genitori. È un incubo stare con due genitori che urlano e litigano sempre..." e, rivolgendosi allo specialista: "... Sai, ieri hanno iniziato alle 14:35 e hanno smesso alle 14:50 e io non ho potuto continuare a studiare perché loro litigavano... Davvero fate qualcosa per non farli divorziare...", o ancora: "...Questa volta divorziano davvero o, se no, si ammazzano... ti volo dalla finestra! [*sic!*]".

Nel continuare l'intervento con Claudio non potevamo ovviamente trascurare tutto questo, e mentre si imponevano incontri con i genitori e gli insegnanti, l'*iter* di recupero si integrava di riferimenti suggeriti dal metodo Edumovement relativi alla coscienza segmentaria, all'immagine corporea, allo sviluppo delle potenzialità espressivo-cinetiche e organizzativo-ritmiche-respiratorio-tonematiche.

Abbiamo anche mobilitato l'attenzione con tecniche espressivo-creative, rintracciate nel metodo *Memory Power Improvement*® (Pesci, Fiore, 2002), con sollecitazioni in grado di eccitare la curiosità e l'interesse del bambino, con paradossi, silenzi, sconcerti e sollecitazioni umoristiche per sottrarlo dalle tensioni emotive e agevolarlo nel tenere sotto controllo l'ansia; le esperienze assunte dalle *PsicoFiabe*® (Pesci, Mani, 2008) e dalla *CyberClinica*® hanno inoltre offerto la possibilità di far crescere in lui entusiasmi e volontà.

La *CyberClinica*® (Pesci, Mani, 2006) è stata un'ulteriore occasione offerta a Claudio per favorire un diverso orientamento, concretizzare stati di nuova certezza e sicurezza, e consentirgli uno sviluppo generato da se stesso a se stesso la cui efficacia si basa sul diretto riflesso di pensieri e convinzioni contenuti nelle sue dichiarazioni, suffragate da visualizzazioni o immagini simboliche. Condizioni per una evoluzione rivolta al rinforzo dell'Io e delle forze fantasmagoriche che dilettano l'Io profondo, adatte per sicuri consolidamenti emozionali ed affettivi, al fine di dominare e concludere con volontà decisionale sul futuro.

L'evoluzione e il cambiamento, il nuovo equilibrio emozionale si sono riscontrati nel momento in cui abbiamo saputo che per la prima volta Claudio si era difeso: «... Mentre giocavano c'è stato un litigio con il compagno che gli ha tirato una pedata e lui gliela ha resa...». E nei confronti della scuola ha detto: «È meglio stare alle medie che alle elementari. Questi professori sono proprio bravi».

Segnali chiari, questi, di un'evoluzione e di una trasformazione che hanno condotto il bambino a recuperare pure sul piano relazionale le competenze necessarie che venivano via via certificate, oltre che dalle nostre annotazioni, anche dal prof. Zappella, il quale ad ogni incontro, ci confermava le modificazioni che rilevava e attestava dichiarando che Claudio era "più calmo e costruttivo", oppure che era migliorato "sotto il profilo della relazione" o, ancora che lo aveva trovato "trasformato in positivo, espressivo e attento alle espressioni altrui".

Addirittura durante il saggio di fine anno, nel quale il bambino recitava la parte principale, era stato acclamato sia dagli spettatori che dai suoi compagni di recitazione i quali, nello stare con lui durante le prove e poco prima dello spettacolo, lo avevano spronato ed esaltato per le sue doti e capacità, oltre che per le note ironiche e umoristiche che alimentava nel gruppo. Nel Documento di Valutazione di quello stesso anno scolastico si legge: «Claudio dimostra di aver raggiunto un buon livello di apprendimento in tutte le discipline ed è costante nel portare a termine tutti gli elaborati a lui assegnati. Educato e rispettoso sia nei confronti degli insegnanti che dei suoi compagni, è ben inserito nella classe e partecipa con interesse tutte le attività che gli vengono proposte» (vedi Box 2 per approfondimento).

Box 2

Il frammento documenta la straordinaria capacità elaborativa, logica e rievocativa del bambino, nonché l'abilità argomentativo-dialettica nel passare con estrema semplicità e naturalezza da un tema ad un altro con sottili connessioni pertinenti e appropriate al contesto.

In un incontro avuto con Claudio all'età di dodici anni circa è emersa chiaramente la sua voglia di sapere tutto sul mondo dell'arte, della scienza, degli scienziati e su tutto ciò che è conoscenza e scoperta.

Egli ci ha detto:

[...] conosco tanti pittori: Michelangelo, Donatello, Raffaello, Leonardo. Leonardo è un grande, ha inventato un sacco di macchinari interessanti. La cosa più importante per capire la sua scrittura, naturalmente che scriveva al contrario al posto di scrivere nel senso di come scriviamo noi da sinistra a destra da destra a sinistra. Non nel senso sotto sopra, al contrario, e ci vorrebbe uno specchio per leggerlo: incredibile come abbia fatto! Che cosa ha inventato Leonardo? Ha inventato il ventaglio, l'elicottero, la gru, il montacarichi, il carrarmato, il mitra, ha inventato anche il treno, il treno a vapore dell'epoca di Leonardo è stato inventato...perché lui ha inventato lo stantuffo. Ha inventato una caldaia alimentata con il fuoco, cioè un fuoco che riscalda una parete dove dall'altra parte di questa parete c'è la caldaia e sopra ci sono alcuni tubi e quest'acqua calda surriscaldata provoca calore e allora la caldaia tenta di esplodere, fa pressione, e allora visto che pressa gli hanno fatto dei fori dentro gli stantuffi cioè dei pistoni, che la pressione del vapore spinge questo pistone, fa allungare un'asta collegata a delle ruote, e fa girare queste ruote motrici... studiò l'occhio, mettendo la testa all'ingiù, ti faceva vedere dentro come cambia la grandezza di un'immagine poi ti fa vedere una stessa cosa tipo un occhio, questo con i suoi particolari... le lenti sono ora più caratterizzate, sono fatte in plastica e non più in vetro perché si rompono facilmente, ora sono un po' curvate tipo un pezzetto di pallone concavo, e queste sono concave e sono messe in due modi, servono per ingrandire le cose. Ho fatto un esperimento: ho acceso la TV, ho messo tutto al buio, ho preso la lente e l'ho messa qui. La lente mi ha riprodotto ciò che si vedeva alla TV sul muro sottosopra cioè ribaltato però la devi mettere un po' distante la TV dal muro se no è sfuocato. Nella dimensione di quant'è grande la lente, per la potenza varia la dimensione, ma la dimensione dipende dalla grandezza della lente circa quattro cm di diametro e due di raggio [...]. Il surriscaldamento globale è provocato dal buco dell'ozono cioè dall'inquinamento che sale nell'aria fino ad un certo punto che trova l'ozono, sono delle particelle di ossigeno unite fra di loro. Quando l'inquinamento buca questo ozono fa venire un buco e si chiama buco dell'ozono e fa venire le radiazioni del sole perché l'atmosfera è come uno scudo dei raggi ultravioletti e radioattivi del sole. Che poi calano su noi scaldano il pianeta e fanno l'effetto serra. Perché è chiamato effetto serra? Le serre sono fatte di un vetro dove entrano le radiazioni, colpiscono il terreno le piante, e poi risalgono, rimbalzano sul vetro poi di nuovo giù, ciò che accade a noi quando i raggi passano dal buco dell'ozono poi risalgono e trovano l'ozono che non li fa passare e che fa da scudo e allora rimbalzano e tornano sulla terra. Quindi come prevenire queste cose? Cercare di ridurre l'inquinamento. Adesso si sta inventando delle tecnologie, si può anche fare a meno di scaricare gas, ci sono le macchine a idrogeno, ma non convengono: sono troppo pericolose. In verità hanno, non è tanto male, hanno già costruito autobus a idrogeno, c'è anche una cannuccia che arriva lì e butta acqua pura. Le macchine hanno un motore a idrogeno, viene prodotta la scarica elettrica, conduce energia cioè per far muovere il motore e camminare, poi quando viene questa scossa viene a contatto con l'ossigeno e diventa H_2O, cioè acqua, il due accanto alla O vuol dire che ci sono due atomi di idrogeno e uno di ossigeno, l'ozono invece è composto di O minuscolo e tre particelle di ossigeno. Poi ci sono le macchine elettriche che sono comode e scomode. Comode perché non inquinano, scomode perché devi stare sempre ogni mezza giornata a cercare i parcheggi con le ricariche elettriche e aspettare il tempo che si ricarichi. Invece che minicar io le chiamerei sexicar due posti davanti, due marce, una davanti e una dietro. Ci vuole il patentino. L'inquinamento ci porta alla rovina. Le serre contengono l'umidità che serve alla piante, anidride carbonica e ossigeno [...].

Il prof. Zappella, a quattro anni dall'inizio del nostro intervento, ci ha inviato una lettera in cui ha scritto: «Carissimi, ho visto oggi Claudio...e l'ho trovato bene... mi congratulo con voi per il bel successo terapeutico». Sei mesi più tardi il professore ci ha confermato che il bambino: «[...] non ha più tracce né della sindrome di Asperger né dell'ADHD. Valutato con la Scala di Szatmari non ha più alcuna voce positiva per l'Asperger e lo stesso va detto con l'ICD-10 per l'ADHD. Nell'ultima visita notai la stessa cosa. Pertanto, credo che si possa ritenere guarito...».

Mentre lo seguivamo ancora al fine di consolidare i successi ottenuti, durante l'estate dell'ultimo anno di incontri, egli ha frequentato i corsi di nuoto, ha giocato sempre con gli amici e questi hanno iniziato a frequentare la sua casa; la famiglia, con lo stabilizzarsi del figlio, ha trovato una buona e legittima intesa.

Bibliografia

APA (American Psychiatric Association), *DSM-IV-TR. Manuale diagnostico e statistico dei disturbi mentali-Text Revision*, 2002.

ASPERGER H., *Die "aunstisehen psychopathen" in Kindesalter*, in «Archiv fur Psychiatrie und Nervenkrankheiten», 117, pp. 76-136.

D'ERRICO R., AIELLO E., *Vorrei scappare in un deserto e gridare*, Napoli, De Nicola, 2002.

MANI M., PESCI G., *Bon geste*, Firenze, Edizioni Scientifiche ISFAR, 2005.

OMS, *ICD-10: Decima revisione della classificazione internazionale delle sindromi e disturbi psichici e comportamentali*, 1994.

PESCI G., *Percorso clinico*, Roma, Ma.Gi., 2004.

PESCI G., MANI M., *Prismograph*, Roma, Ma.Gi., 2004.

PESCI G., MANI M., *Cyberclinica®*, Firenze, Edizioni Scientifiche ISFAR.

PESCI G., MANI M., *Mnesi e invecchiamento*, Roma, Ma.Gi., 2005.

STILL G.F., *Some abnormal psychical conditions in childhood. Lectures, 1, 2, 3*, in «Lancet», 1902.

WING L., *Asperger's syndrome: a clinical account*, in «Psychological Medicine», 11, 1, 1981.

Capitolo IV

DIFFICOLTÀ AD APPRENDERE

Premessa

L'apprendimento è un processo che vede le potenzialità della persona definirsi progressivamente in nuove capacità a risolvere problemi, a modificare in maniera definitiva le possibilità di trovare una soluzione conveniente per situazioni nuove. Questo procedimento psichico è molto complesso e procede per attivazione di sequenze di comportamento apprese e ritenute nella memoria permanente e altre sequenze nuove che si aggiungono con una lenta elaborazione e con l'impiego di molte risorse impegnate nell'esame delle nuove conoscenze. I meccanismi neuro-sensoriali, psichici, cognitivi, affettivi e motivazionali vengono attivati in risposta alla globalità delle funzioni della personalità, per soddisfare la necessità di elaborare, di promuovere l'interazione con altro materiale appreso in precedenza e, dall'accumulo organizzato, poterlo richiamare al momento dovuto.

L'apprendimento richiede motivazione, assunzione del dato e perciò abilità di elaborazione ed esperienza, scoperta, quindi fissazione e memorizzazione, oltre che reiterazione di mantenimento; tutto ciò produce la dotazione culturale e il conseguente cambiamento comportamentale (Pesci, Pesci, 2008; Fonzi, 2001; Mecacci, 2001). L'apprendimento dipende inoltre da molte facoltà quali la percezione, l'immaginazione, l'attenzione, l'associazione, la memoria, ecc., il desiderio di imparare e l'equilibrio affettivo del soggetto, influenzato dalle aspettative che gli altri riversano su di lui e che gli consentono di acquisire in forma durevole abitudini, conoscenze e competenze. L'apprendere è relativo al bisogno di qualcosa di necessario e indispensabile che nella vita spinge ad agire e il grado di *performance* o di realizzazione che l'uomo si propone di raggiungere è suffragato da ambizione, emulazione, aspirazione, coscienza e stima di sé, sete di conoscenza e di esplorazione, curiosità. Purtroppo non tutte le persone possono assumere appieno e spontaneamente questo perfezionamento del divenire, delle intenzionalità integrate con la personalità, delle attività e del comportamento. Le differenze individuali sono da porre in correlazione con quelle biopatiche, cerebropatiche, endocrinopatiche, dismetaboliche, neuropatiche, crosomopatiche, gametopatiche, come pure con gli stati depressivi, nevrotici, psicotici e psicosomatici e con inadeguatezze per difficoltà organizzativo-motorie, espressivo-elocutorie e sensopercettive (Pesci, Pesci, 2008). Il soggetto per far proprio il dato deve poter avvertire ciò che si accinge ad analizzare, cogliere i risultati rilevanti, valutare se esso merita di essere registrato e far seguire azioni di risposta. Abilità e disponibilità che possono essere frenate e inibite dalla presenza di maldestrezza, incoordinazione motoria, ipo o ipertonia e spasmi, disordini nella lateralità, disprassia, disordini nello schema corporeo, dispercezioni (olfattorie, gustative, uditive, visive, cromatiche, stereognostiche), disordini nella direzione e nell'orientamento, difficoltà nella associazione e astrazione, difficoltà di equilibrio, di coordinazione e dissociazione, di organizzazione e strutturazione dello spazio, ecc. Tante possibili mortificazioni a cui si possono associare diversi meccanismi di regolazione psichica che producono disagio rispetto al nuovo, l'inconsueto, l'insolito, il subitaneo, che frenano il desiderio di vedere, di sentire, di comprendere, di comunicare, ecc.; instabilità emozionali che alimentano nella persona ansia, tristezza, frustrazione, con cadute dell'autostima e di ogni possibile influenza positiva.

I rischi di trovarsi insufficienti ed inadeguati ad apprendere sono numerosi e spesso molti disagi si presentano associati in uno stesso soggetto e possono essere così tanti e diversi da rendere inidoneo ogni criterio classificatorio, come ad esempio quello che si legge nel DSM-IV (APA, 2002) sotto la categoria dei "Disturbi dell'Apprendimento" (già "Disturbi delle Capacità Scolastiche") che comprende "Disturbo della Lettura" (F81.0), "Disturbo del Calcolo" (F81.2), "Disturbo dell'Espressione Scritta" (F81.8) e "Disturbo dell'Apprendimento non altrimenti Specificato" (F81.9). Nell'impegno quotidiano con le persone che soffrono di questi disturbi è assai facile rilevare che una simile riduzione classificatoria è etichettante e mortificante.

Tra i tanti soggetti da noi seguiti non sono stati pochi quelli cui era stato diagnosticato un "Disturbo dell'Apprendimento" e che ad una più approfondita diagnosi hanno evidenziato difficoltà multiple; è stato ad esempio il caso di un ragazzo di undici anni che, fin dai sei mesi di vita era affetto da strabismo, recuperato in parte con un intervento chirurgico all'età di dieci anni, e dai tre anni ha iniziato a soffrire di convulsioni con vari episodi ripetuti fino all'età di quattro anni e mezzo, poi cessati a seguito di un mirato intervento farmacologico, anche se gli esami elettroencefalografici che effettuava periodicamente, compreso l'ultimo, fatto a dieci anni, avevano confermato che si evidenziava "la presenza di attività specifica focale durante la veglia con importante attivazione della stessa durante tutta la durata del sonno". Mentre frequentava la scuola dell'infanzia presentava tempi di attenzione limitati, facile distraibilità, impacci e inadeguatezze negli apprendimenti, un ritardo nello sviluppo dell'espressione verbale e motoria e una costante ricerca di rassicurazione. Con queste difficoltà era arrivato alla scuola elementare e lì era stato seguito da un'insegnante di sostegno. Alla scuola media gli era stata confermata la diagnosi di "Disturbo dell'Apprendimento". All'età di undici anni era venuto in diagnosi presso il nostro Centro mostrando di essere uno dei tanti testimoni dell'incompletezza e riduzionismo della classificazione del DSM-IV, poiché non si limitava ad avere "disturbi" negli apprendimenti delle materie curriculari, prodotto di specifiche ed esclusive difficoltà e cause scatenanti, ma presentava un quadro di disagi e di disordini assai complesso per essere stretto in una classificazione.

Egli infatti manifestava una espressività elocutoria con disordine nell'impostazione fonetica della "r", con risma labiale aperta e una occasionale e pur limitata scialorrea, palato ogivale, dismotilia linguale e inadeguata vibratilità delle labbra, inadeguatezza nella modulazione tonematica (monocorde) e ridotta capacità espositiva del proprio pensiero. All'analisi dell'espressività motoria si rilevava una dominanza sinistra per occhio e orecchio, destra per mano e piede; Raffaele si proponeva con disritmia, ipotonia muscolare nelle zone alte del corpo e rigidità nelle gambe, sincinesie, difficoltà nell'equilibrio statico e dinamico, disgnosia digitale, disorganizzazione ritmo-respiratorio-cinetica, oltre che notevoli difficoltà nell'inseguimento dell'occhio. Relativamente al proprio corpo testimoniava una scarsa accettazione di se stesso, un senso dei limiti non ben definito, uno stato d'incertezza, un disordine nello schema corporeo, una scarsa immagine di sé. Erano inoltre ampie le cadute nell'attenzione e faticabilità, con conseguente disordine mnestico. Da un approfondimento degli stati di necessità del giovane è emerso che aveva bisogno di considerazione, di cure gentili e affettuose, si sentiva oppresso, ostacolato, impedito, degradato e la sua reazione era di timore della realtà e senso di grande sfiducia in se stesso. L'analisi degli elaborati scritti delle varie materie ha permesso di rilevare anche scarsissime abilità in tutte le materie curriculari a conferma della presenza di disabilità apprenditivo-scolastiche.

Questa complessità prova l'obbligo di non doversi limitare ad interventi che non tengono conto di tutti quegli aspetti che confliggono con l'apprendere, siano essi espositori di Disturbi delle capacità Motorie, Disturbi della Fonazione, dell'Espressione del Linguaggio e tanti altri ancora, a universale dimostrazione che quando si fa riferimento al Disturbo di Apprendimento l'interesse deve espandersi fino ad incontrare e conoscere ogni necessità del soggetto e così provvedere con risposte indirizzate alla globalità, ed evitare qualsiasi intervento settoriale. Un principio che nel seguire Raffaele, un altro ragazzo che si è rivolto al nostro Centro, ha trovato esplicita convalida e di cui ne diamo di seguito descrizione.

Presentazione e anamnesi

Raffaele, tredici anni, accreditato fra i soggetti *affetti* da Disturbo di Apprendimento, si è presentato da noi accompagnato dai genitori, preoccupati per il suo ritardo evolutivo, specie nell'evoluzione del linguaggio, caratterizzato da precipitazione, tanto da essere a volte incomprensibile.

Dall'anamnesi si è potuto annotare che Raffaele a quattro anni aveva iniziato a frequentare la scuola dell'infanzia in cui aveva dimostrato, a detta degli insegnanti, "un rifiuto per il disegno e il colore" e "uno strano rapporto con la carta e con la penna". Non erano state approfondite però in maniera più distinta quali fossero le difficoltà che potevano frenarlo o inibirlo.

In prima elementare si era presentato con un bagaglio assai scarso, così come era scarsa la disponibilità a seguire l'*iter* della classe e le difficoltà ad apprendere non si erano fatte attendere, anche se era stato ugualmente promosso alla classe successiva e per l'intero anno era stato seguito a casa dalla madre, pur senza acquisire abilità sufficienti per la seconda elementare. Intanto gli insuccessi ledevano gli equilibri e Raffaele accusava ansie e insicurezze oltre ad una notevole chiusura intesa da chi gli stava vicino come timidezza. Dalla seconda elementare alla quarta era stato seguito da una psicologa dalla quale non era più voluto andare spiegando: "Facevo giochi a scacchi, giocavo con i burattini e stavo sempre seduto". Nonostante questo aiuto, le insufficienze negli apprendimenti continuavano ad essere notevoli e amplificate dalle annotazioni degli insegnanti, i quali ad ogni compito gli scrivevano sul quaderno: "Scrivi meglio!", "Scrivi più chiaro", ecc. (Figura 3, Figura 4).

Il ragazzo si è rivolto al nostro Centro quando già frequentava la seconda media, dopo aver ripetuto la prima, un'esperienza sofferta che gli insegnanti volevano fronteggiare con il "sostegno" non supportati dal neuropsichiatra. L'aggressività di Raffaele era considerata dalla scuola come conseguenza di un inadeguato comportamento genitoriale. A dimostrazione della disponibilità a rimediare alla loro inadeguatezza, i genitori del giovane avevano

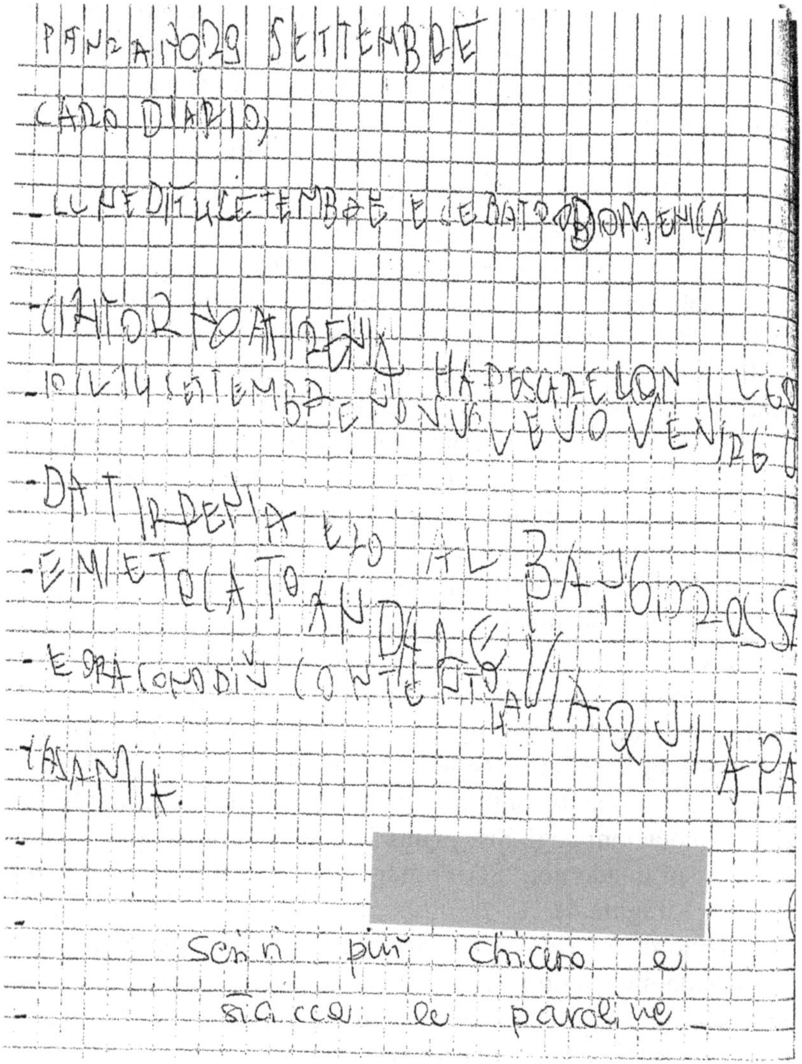
CARO DIARIO,
[redacted]
Scrivi più chiaro e stacca le paroline

Figura 3

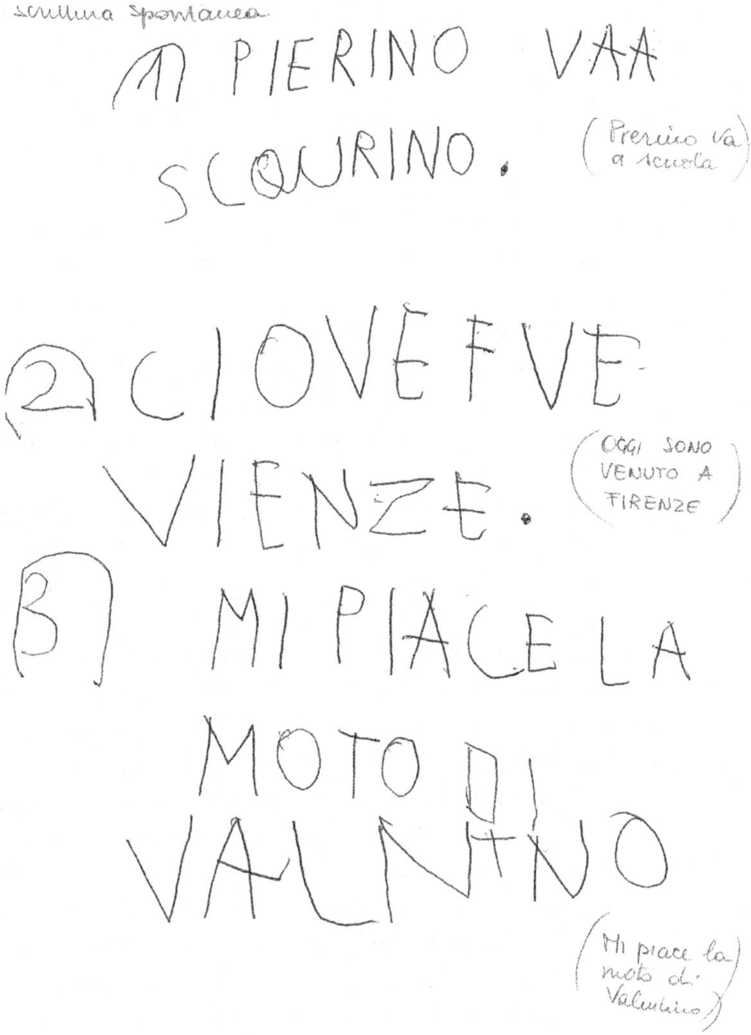

scrittura spontanea
1) PIERINO VAA
SCQURINO.
(Pierino va a scuola)
2) CIOVEFVE
VIENZE.
(OGGI SONO VENUTO A FIRENZE)
3) MI PIACE LA
MOTO DI
VALNTNO
(Mi piace la moto di Valentino)

Figura 4

iniziato un intervento psicoterapeutico durato pochi mesi poiché, secondo loro, non era avvenuto nessun cambiamento. Raffaele non era stato ammesso alla seconda media e i genitori avevano provveduto ad inserirlo in un'altra scuola dove, più grande di tutti gli altri, si sentiva a disagio.

Fino a qui l'*iter* scolastico non gli aveva dato l'opportunità di acquisire capacità ulteriori rispetto a quelle conquistate nella scuola elementare dove non era riuscito a garantirsi una strumentazione superiore a quella dell'inizio della seconda classe; ciò veniva confermato dai quaderni in occasione degli incontri con i genitori e Raffaele.

Questi si sono presentati molto critici e le lamentele non sono mancate, come ad esempio: "La parola studiare nel suo lessico non esiste!", "Fatica a ricordare le cose", "Anche leggere per lui è molto difficile", "Non ha mai voluto scrivere in corsivo", nonostante durante il colloquio Raffaele tenesse per mano la mamma e si inserisse nella dinamica per dire che: "Non è facile stare con i ragazzi e per questo io litigo spesso" e "Anche gli insegnanti mi considerano un RDC (rompimento di coglioni)". "Lui non legge – afferma la madre – lascia leggere me, studia per trasmissione orale". Di fronte a questa dichiarazione Raffaele ha affermato: "È l'unica" e ha continuato: "Loro mi misurano per come vado a scuola".

L'indagine scopica e oggettiva ha permesso di rilevare una produzione linguistica talvolta precipitosa e una inadeguatezza nella selezione di vocaboli appropriati, mentre la comprensione è buona. Scarse si sono mostrate la percezione e strutturazione dello schema corporeo con evidenti impacci e disarmonie nella motricità globale, difficoltà nella trasposizione spazio-temporale, nella rappresentazione mentale del corpo proprio e del tempo successivo. Si è rilevata altresì la presenza di impacci nella programmazione mentale di prassie motorie anche semplici, soprattutto a livello di coordinazione dei movimenti fini delle dita e delle mani, e una lateralizzazione non omogenea. La capacità attentiva e quella mnestica sono apparse insufficienti, corredate da mancanza di concentrazione e faticabilità. Queste difficoltà procuravano disagi psicoaffettivi ed emotivi e rendevano Raffaele debole nell'adattamento al gioco di relazione. La presenza di un Super-Io piuttosto rigido lo portava all'evoluzione fantastica tanto che, anziché affrontare un problema, tendeva ad aggirarlo.

Approfondimenti diagnostici

Dall'analisi dell'espressività motoria sono emerse una dominanza destra, disordini nell'equilibrio statico e note di tensionalità, in particolare nella muscolatura degli arti inferiori. Alle prove di *scanning* oculare l'inseguimento dell'occhio è risultato carente: l'occhio sinistro è peraltro poco usato a causa di una scarsa muscolatura non risolta con terapia ortottica. Le prove di frequenza respiratoria hanno evidenziato un numero di atti respiratori al minuto sopra la media (26/min), indice di stati ansiosi. Si sono riscontrate inoltre delle distonie nel muscolo elevatore. Per quanto riguarda l'aspetto linguistico, mentre il ragazzo parla si evidenziano incheccamenti dipendenti dallo stato emotivo.

Sulla base dei dati anamnestici forniti e dell'osservazione condotta attraverso prove scopiche si è ritenuto opportuno proporre una batteria di test composta da: Test Verbale di Maturità Logica, Test di Attenzione e Faticabilità, Test Mnesi Immediata, Test grafici dell'Albero (BaumTest), della Figura Umana (Draw a Person Test), della Famiglia, e Test cromatici (Color Lüscher Test). A seguito dell'analisi desunta per mezzo di questi test, per avere un quadro più approfondito degli aspetti cognitivi, abbiamo proposto anche la WISC-R.

Qui sotto sono riportati, per ciascun reattivo, i risultati dell'analisi e dell'interpretazione.

Test verbale di maturità logica

Punteggi: Quantità 40 (RIF. 42) e Qualità 33 (RIF. 35). Dai risultati ottenuti dal test è emerso che le abilità logiche del ragazzo sono lievemente al di sotto delle norme di riferimento.

Test di attenzione e faticabilità

Il Test di Attenzione e Faticabilità ha evidenziato uno scarto significativo tra il rendimento qualitativo e quello quantitativo che risulta con l'omissione di 43 figure.

Per la ricerca non ha utilizzato alcun tipo di strategie e non ha seguito un ordine sequenziale logico. L'elevato numero di omissioni nella parte finale del test denota una faticabilità molto alta.

Test mnesi immediata

Il soggetto ha mostrato una *performance* mnesica equivalente ad un bambino di 7/8 anni, non riuscendo a superare la ripetizione diretta di 5 numeri e la ripetizione inversa di 4 numeri.

Test grafici

Dai test grafici sono emerse insicurezza, introversione, difficoltà di adattamento, tensionalità e un'aggressività inespressa. Si sono rilevati disagi nei rapporti interpersonali e inoltre testardaggine, rigidità psichica, scarsa fluidità di pensiero con difficoltà ad accettare mutamenti, tendenza a voler controllare ogni situazione, elevata emotività e un'ipersensibilità alla critica sociale. Il ragazzo sente di non poter realizzare e affermare la propria personalità, esprime il bisogno di riconoscimento e di lode e una necessità di essere sostenuto.

Il personale percorso di autonomia non è attuabile come lo vorrebbe e c'è un'ambivalenza nella direzione da prendere, nell'orientare il processo di sviluppo, un conflitto che origina l'appellarsi ad un'efficienza istintiva. L'immagine dell'Io deficitaria e debole.

In conclusione si sono potuti rilevare una maturità cognitivo-affettiva limitata e un ritardo nell'evoluzione, una mancanza di logica, un ragionamento frammentario connotato da difficoltà relazionali e di adattamento sociale (Figura 5, Figura 6, Figura 7).

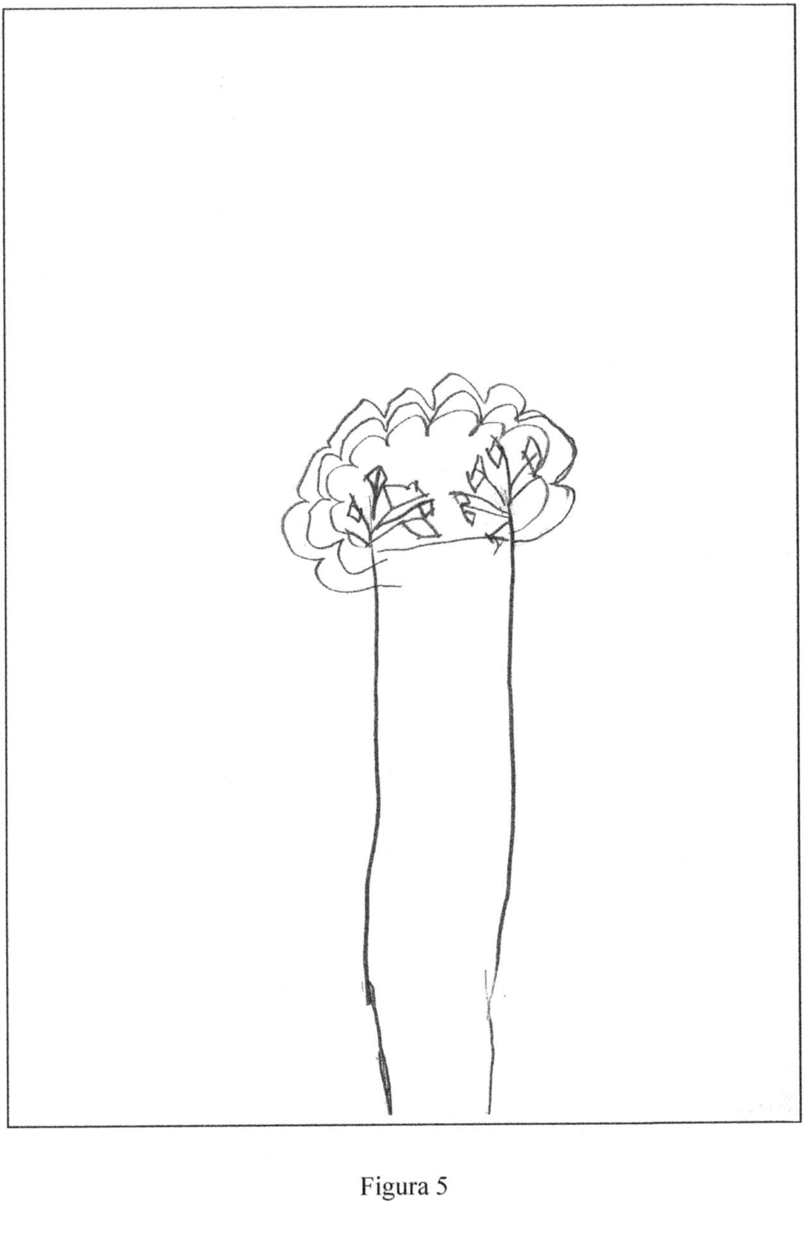

Figura 5

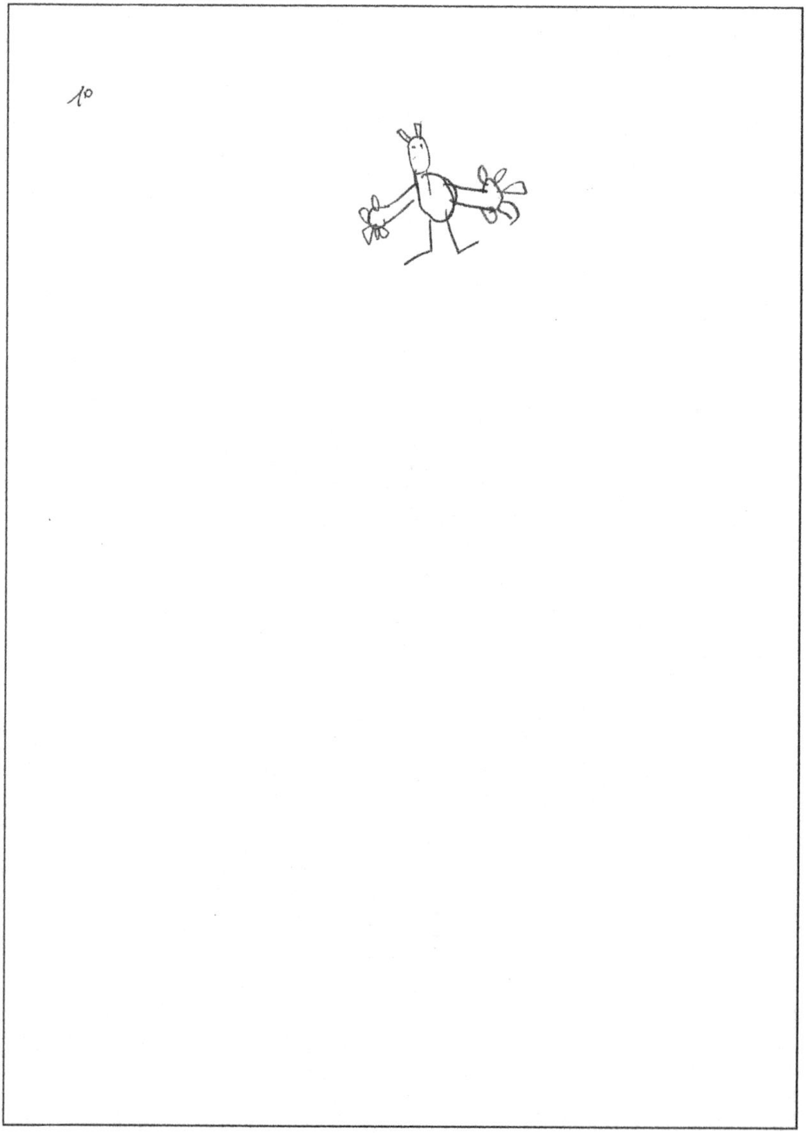

Figura 6

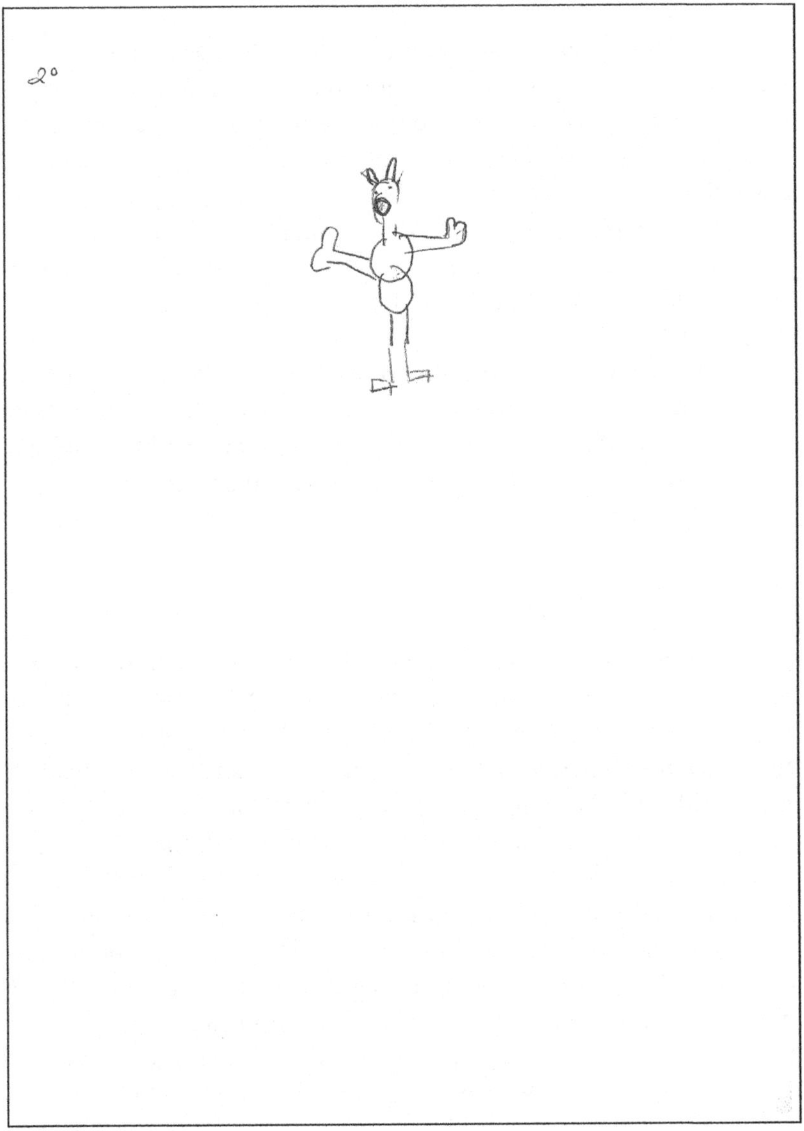

Figura 7

Color Lüscher Test (codice: 54371260)

Il soggetto è capace di rendere se stesso ben accetto con il suo interesse e con la stessa facilità del suo fascino. È ricco di immaginazione e dedito alle fantasie o a sogni ad occhi aperti. Si sente ostacolato nei suoi desideri e impedito nel conseguimento delle cose che ritiene essenziali. Crede di non ricevere la sua parte, di non essere capito e apprezzato convenientemente. La situazione esistente è per lui sgradevole. Ha un bisogno insoddisfatto di unirsi con altri, ma il controllo degli istinti limita la sua capacità di dare se stesso.

Vuole essere ammirato e amato solo per se stesso, ha bisogno di attenzione, di riconoscimento e di stima da parte degli altri. Molto impressionato dalla singolarità, dall'originalità e da individui con caratteristiche eminenti che tende ad emulare ed ammirare.

WISC-R

La valutazione del funzionamento cognitivo è stata rilevata per mezzo del reattivo diagnostico WISC-R; i punteggi ottenuti dal soggetto sono i seguenti: Q.I. Totale 88, Q.I. Verbale 84, Q.I. Performance 95. Si delinea un profilo che vede punteggi significativamente ridotti in "aritmetica", "disegno con cubi" e "ricostruzione di oggetti"; l'aspetto intellettivo ottenuto marcatamente sopra la media è relativo a "storie figurate". Una lettura globale del test ha evidenziato un'intelligenza inferiore alla media, ma nel *range* della normodotazione. Dall'analisi qualitativa dei risultati sono emerse difficoltà di attenzione e concentrazione, problematiche di natura emotiva, insicurezza, comportamento rinunciatario, deficit percettivo-motorio e cognitivi. Molto buona è risultata invece la capacità spazio-temporale e di pianificazione.

L'intervento clinico

Consolidamenti

Sulla base degli stati di necessità con cui il soggetto si è presentato abbiamo ritenuto indispensabile consolidare quanto egli già possedeva, prima di introdurlo in esperienze successive. Si è trattato di rendere le condotte motorie più efficaci impegnandolo in attività cinestetiche come percorsi con ostacoli, spostamenti nello spazio a diverse velocità adattate al tempo e al ritmo offerto da un sollecitatore musicale, in attività propriocettive rivolte a rintracciare e fissare idoneità nel sostare in equilibrio, in abilità nella destrezza scansorio ritmo-sillabica di parole attraverso la rappresentazione organizzativo-cinestetica dei vari segmenti corporei e la capacità ad assumere consapevolezza di distanze e di traiettorie.

In questo inizio delle attività abbiamo tenuto a *rafforzare anche la percezione temporale*, chiedendo ad esempio a Raffaele di riprodurre strutture ritmiche con trascrizione grafica, di inseguire con battute di mani il ritmo di un palleggio e continuare attraverso una rappresentazione mentale la progressione di battute anche quando il palleggio non era più presente. Nessuna distrazione ha tradito *il consolidamento dello schema corporeo, il controllo e la padronanza del gesto*. A tal proposito il soggetto è stato sollecitato a localizzare i vari settori corporei, a scoprirne i movimenti ed ogni percezione di flessione, estensione, inclinazione laterale, a conoscere ogni diverso orientamento del proprio corpo e per le dita a chiudere, ad aprire, ad allargare, a pizzicare, ecc., agendo una *rappresentazione mentale del proprio corpo* con la riproduzione di gesti mostrati, a cimentarsi in esperienze di simmetria e percepire ogni risposta informativa che gli poteva derivare dal sostare in posizione seduta con diversi bilanciamenti fino a prendere coscienza della stabilità posturale. Abbiamo rivolto altri consolidamenti alla *rappresentazione mentale dello spazio euclideo* per mezzo di figurazioni tracciate in campo vuoto, prima lineari e diversamente orientate, e di figurazioni geometriche come triangoli, quadrati, ecc., alla programmazione di sequenze in successione spazio-temporale, con estimazione e valutazione di variazioni nell'espansione dell'energia innervando un conseguente rinforzo della lateralità e della coordinazione oculo-manuale. Sono seguite esperienze che hanno trovato poi spazio in tracciati figurativo-segnici lasciati sulla lavagna bianca a parete.

Non abbiamo trascurato la ricerca sui diversi caratteri alfabetici, i differenti orientamenti di forme e quanto altro poteva migliorare la competenza discriminativo- visiva e lessicale, tra cui alcune esperienze adatte a sollecitare la memoria verbale a breve termine, l'organizzazione morfo-sintattica e la costruzione di dialoghi per la realizzazione di fumetti idonei a cogliere la differenza tra discorso diretto e indiretto e le diverse interazioni.

Inoltre ci siamo impegnati a *favorire le abilità grafo-espressive per la rappresentazione dei simboli alfabetici* realizzando su parete tratteggi, completamenti di figure, tracciati regolari e continui per affinare la discriminazione visiva, lettere diversamente orientate, divisione di parole in sillabe e di sillabe in suoni, ed infine abbiamo stimolato le abilità ritmo-foniche e il potenziamento della discriminazione e della memoria uditiva.

Oltre i consolidamenti...

Dagli iniziali consolidamenti siamo passati a richiedere a Raffaele esperienze sempre più complesse che hanno implicato l'utilizzo del Trust System® (Pesci, Mani, 2008), un metodo periferico globale che mira al rilassamento corporeo attraverso mobilitazioni passive e ad una regolazione tonico-muscolare per liberare il soggetto dalle tensioni stratificate e ritrovare quella condizione di calma psicofisica che gli consente di prendere piacevolmente coscienza del proprio corpo e di aprirsi a un nuovo rapporto con gli altri. Una molteplicità di coinvolgimenti che non hanno trascurato scambi e relazioni, consolidati poi dal contatto con l'intermediario, come muoversi nello spazio con una palla tra la schiena dell'uno e dell'altro, cercando di non farla cadere, o incrociando le rispettive braccia all'altezza del gomito stando l'uno di spalle all'altro, oppure esperienze che richiedono un suffragio musicale con diverse sollecitazioni ritmiche a cui seguono drammatizzazioni, come ad esempio: nell'ambiente opportunamente oscurato, accompagnati da note percussorio-musicali, fare in modo che la luce aumenti fino a creare il risveglio seguito da movimenti intesi a rappresentare i diversi momenti della giornata. Altre esperienze hanno sollecitato la *presa di coscienza e padronanza del grado di controllo tonico* con trazioni e spinte, con pratiche rivolte al rilassamento differenziale che richiede di saper rintracciare e gestire la minima contrazione muscolare necessaria per la realizzazione di un movimento. L'incentivazione delle abilità non ha trascurato di far acquisire disponibilità nella relazione interpersonale, di accogliere lo sguardo nell'incontrarsi, di comunicare con la scelta di strumenti musicali, di dare l'opportunità al soggetto di definire lo spazio geometrico in ordine alle diverse misurazioni, agli angoli, ai diametri, alle circonferenze, di far assumere al corpo capacità espressive, coreografie corporee e sapienziali.

Per Raffaele è stata di valido aiuto e ha prodotto ottimi effetti anche la *rappresentazione mentale di posizioni, spostamenti e direzioni*, come memorizzare la posizione di una persona e spiegare verbalmente le posture che deve assumere per rassomigliarle, come anche farla muovere nello spazio come un robot con indicazioni precise con cui definire direzionamenti e spostamenti, sostenuta anche dalla descrizione di un disegno in modo dettagliato perché l'altro lo riproducesse sulla lavagna bianca a parete.

Non sono mancate esperienze per far conquistare al ragazzo una maggiore *abilità logico-espressiva:* siamo partiti con le definizioni di concetti: "che cosa è?" ("Che cosa è una palla", "Che cosa è un microscopio", ecc.), cui sono seguite esplicitazioni sulle somiglianze ("In che cosa si somigliano il legno e il carbone?", ecc.), sulle differenze ("Chiedere di indicare la parola differente fra le quattro simili: madre, padre, zia, sorella, cugina", ecc.) e confronti sui sinonimi e contrari di alcuni vocaboli ("bagnato", "oro", "arricchire", ecc.). Quindi ci siamo spinti fino alle relazioni logiche ("Che differenza c'è tra il legno e il vetro?", ecc.) e alle analogie inserendo al posto della X un quarto elemento che stia al terzo come il secondo sta al primo ("bello: brutto = caldo: X", ecc.). In forma ludica è stato proposto di dare significato ai proverbi ("Chi trova un amico, trova un tesoro", ecc.) e ad alcuni termini ("infernale", "cantiere", ecc.) e di soddisfare il ruolo del correttore di bozze, dello *speaker* e del giornalista.

In particolare, per la memorizzazione abbiamo tenuto presenti i tanti coadiuvanti della memoria, fra questi l'*evocazione di stimoli senso-percettivi,* uditivi (identificazione di rumori, di suoni, di strumenti musicali, di sequenze...), visivi (riprodurre a memoria forme, percorsi, lettere e parole... riprodurre su carta o su lavagna bianca a parete un disegno descritto da altri, indovinare di chi o di che cosa si tratta dopo una analitica descrizione...), tattili (individuare e riconoscere oggetti diversi per forma, materiale e trama, leggere quanto viene scritto con la dermoscrittura), gustativi (associare i sapori e rievocare sostanze sapide e realizzare apprezzamenti gustativi stimolati da brani poetici o in prosa), olfattivi (distinguere in gradevoli o spiacevoli alcuni odori e profumi, fare percorsi a ritroso nel tempo e individuare ogni esperienza sollecitatorio-olfattiva). Sono state ben utilizzate, col fine di apprendere e di ricordare, anche le esperienze che producono variazioni improvvise, inattese, contrastanti, in grado di eccitare la curiosità, l'interesse, che coinvolgono e divertono; l'umorismo, quel modo sottile ed ingegnoso di presentare, vedere e interpretare la realtà, ponendo in risalto gli aspetti o i lati insoliti, bizzarri e curiosi, è risultato anch'esso di grande utilità.

Abbiamo incentivato l'*abilità nei concetti geometrici* attraverso la ricomposizione di figure geometriche e le elaborazioni aritmetiche con il completamento delle piramidi, in modo che la somma di due numeri vicini desse il numero sovrastante, e i cruciverba numerici che richiedono di completare con i numeri mancanti i quadrati in modo che in ogni colonna, orizzontale, verticale e diagonale, risulti sempre lo stesso totale.

L'espressione che poteva condurre Raffaele ad esprimere la sua personalità, liberarsi, affermarsi, vivere con facilità nel suo corpo, sapersi padroneggiare ed essere in grado di comunicare facilmente con gli altri è stata soddisfatta seguendo i principi e le esperienze del Bon Geste (Pesci, Mani, 2005), un metodo originale che coglie e valorizza le attitudini e la plasticità delle consistenze potenziali presenti nel soggetto fino ad aiutarlo, gradualmente, a giungere alla scoperta, alla conoscenza e alla valorizzazione di sé.

I testimoni dell'impaccio organizzativo-cinetico, dell'insufficienza percettiva, oltre che dei disagi psicoaffettivi, hanno trovato indirizzo e confluenza nel metodo Prismograph® (Pesci, Mani, 2001), che mette in gioco le abilità del pensare, del sentire e del volere, un metodo teso a favorire ogni sfaccettatura del prisma e che vuole dare una risposta a ciascun appello, avviando un intervento capace di agire sulle buone ragioni che un soggetto ha per essere legato al suo modo di lasciare traccia. Un'evoluzione esperienziale che spinge la persona a confrontarsi ed esprimersi con produzioni bidimensionali, grafismi espressi per mezzo di strumenti e materiali diversi, tecniche di rappresentazione segnica assunte per far acquisire abilità elaborative su base senso-percettiva e organizzativo-cinetica e nel narrare i giochi dei suoi pensieri, avere garantita la trasmissione dei suoi desideri e delle sue paure, liberandosi dai propri sentimenti repressi.

Liberato dalla rigidità muscolare che impediva l'aggiustamento e il riequilibramento tonico, superate le disarmonie e gli impacci corporei associati alla respirazione e raggiunta una buona presa di coscienza del proprio corpo, abbiamo favorito in Raffaele la *conquista di posture in aplomb* a cui è seguita la completezza nel muoversi sul proprio asse esponendosi nella sua tridimensionalità. Una competenza che lo ha messo in condizione di vivere, esplorare e dare figurazione anche alla parte posteriore del proprio corpo, un'armonia di movimenti rotatori e di gesti che poggiando sull'asse di un piede possono lasciare traccia grafica a 360°. Le tracce virtuali vengono lasciate con una mano o un piede, o ambedue, in campo vuoto e poi, come prevede il metodo, su lavagna concava, punti, linee orizzontali, rette, curvilinee o zigzaganti, parallele o incrociate, testimoni del movimento che si compie, affermazioni di sé raggiunte attraverso la possibilità di percepire il tempo, legame tra il silenzio e le parole.

La tecnica ausiliaria dei Percorsi Labirintici ha permesso inoltre di fare acquisire al giovane una migliore discriminazione delle nozioni topologiche e delle dimensioni, un più adeguato orientamento spaziale e una maggiore capacità di concentrazione. Ha consentito di migliorare la capacità attentiva e di sviluppare una più ampia abilità a superare gli ostacoli che frenano le attitudini; ha permesso, inoltre, di affinare le potenzialità nell'individuare, distinguere, riconoscere, decidere e agire, nel trovare la soluzione, nello sviluppare il senso di successo e un'ampia fiducia in sé.

Nell'inseguire una efficace comunicazione interpersonale e favorire una più intensa abilità nella relazione con gli altri abbiamo utilizzato, tra l'altro, illustrazioni-stimolo, intese a sviluppare abilità espositive e dichiarative di sé, un'arte proiettiva per aiutare il soggetto a liberarsi di freni e inibizioni che lo ostacolano. Tra le figurazioni vi è un sentiero su cui disegnarsi con pastelli, pennarelli o matite, per poi annunciare i propri desideri, le proprie aspirazioni di raggiungere una destinazione che può essere reale o immaginaria, un traguardo che potrà essere raggiunto o anche soltanto partecipato. Il numero delle figurazioni può essere assai ampio e non manca mai il "pozzo dei desideri" con cui rivelare i bisogni, una finestra attraverso la quale osservare oltre, aspirare a ricevere e partecipare ciò che sta fuori, una pattumiera sull'opportunità di eliminare qualcosa.

Tante occasioni dunque, quelle offerte a Raffaele che, da un iniziale consolidamento, per la lucidità con cui sono state proposte, le novità che contenevano, la motivazione che potevano generare, gli hanno consentito di procedere assai speditamente verso l'acquisizione di abilità e disponibilità ad apprendere, seguendo con interesse e senza creare situazioni di conflitto. Le attività hanno permesso in particolare di conseguire una caduta degli impacci e dei disordini che lo frenavano e lo inibivano, di ottenere la crescita verso una maggiore autonomia e il perfezionamento delle possibilità strumentali, la riorganizzazione espressivo-corporea, il recupero degli equilibri psicoemozionali. Una maggiore tranquillità emotiva e una diversa disponibilità, che hanno spinto la madre del ragazzo a dichiarare: "Raffaele sta dando dimostrazione di una maturità e di una crescita delle capacità ad esprimere i sentimenti e le emozioni... ha accolto bene l'apparecchio (audiotecnico, n.d.A.), è andato anche a trovare spontaneamente la nonna in casa di cura e si ferma a darle da mangiare".

Una volta raggiunto un maggiore equilibrio psicoemozionale e affettivo e liberatosi dagli stati ansiogeni e tensionali, il giovane ha modificato gli atteggiamenti e le dinamiche di relazione e ha dimostrato un recupero soprattutto in ordine ai ritmi apprenditivi delle diverse discipline scolastiche e una migliore organizzazione a livello di autonomia personale e sociale. Contemporaneamente al risveglio di una esaltazione di sé e di una diversa disponibilità verso gli altri, le esperienze proposte hanno contribuito ad eliminare ogni indugio, freno o perplessità, a rendere più fluida l'espressione verbale e mimico-gestuale e a realizzare un positivo scambio interattivo con i compagni non più animato da aggressività.

Bibliografia

Apa (American Psychiatric Association), *DSM-IV-TR. Manuale diagnostico e statistico dei disturbi mentali-Text Revision*, 2002.

Fonzi A. (a cura di), *Manuale di Psicologia dello sviluppo*, Firenze, Giunti, 2001.

Mecacci L. (a cura di), *Manuale di Psicologia generale*, Firenze, Giunti, 2001.

Pesci G., Mani M., *Prismograph*, Roma, Ma.Gi., 2004.

–, *Bon Geste. Rappresentazione grafica dell'espressività gestuale*, Firenze, Edizioni Scientifiche ISFAR, 2005.

–, *Metodi e Tecniche dialogico corporee*, Firenze, Edizioni Scientifiche ISFAR, 2008.

Pesci A., Pesci G., *Apprendimenti curriculari: diagnosi e orientamenti operativi*, Firenze, Edizioni Scientifiche ISFAR, 2008.

Capitolo V

BAMBINO... "DISLESSICO"

Premessa

Con il termine "dislessia" alla fine degli anni Ottanta si indicavano le «difficoltà che un soggetto poteva presentare nell'apprendere il codice alfabetico nel contesto delle parole e delle composizioni grammaticali e sintattiche e di convertirlo in messaggio sonoro» (Pesci, 1993, p. 153), intendendo riferirsi alla difficoltà di lettura; venivano infatti definiti "dislessici" coloro i quali erano dei cattivi lettori. Gli anni che sono trascorsi hanno visto la comunità scientifica aperta a ipotesi teoriche, ricerche, discussioni e diverse interpretazioni tanto da indurre a parlare di "dislessie". Si sono intrecciate segnalazioni di causalità nei disordini della dominanza laterale o nel linguaggio o temporo-spaziali, nei disturbi dello schema corporeo o nella attività percettiva o, ancora, inadeguatezze nell'orientamento, incapacità di memorizzazione, insufficienze intellettive, stati psiconevrosici, disturbi della personalità, disordini derivati dagli scambi relazionali e dalla collaborazione con l'ambiente, senza raggiungere una globalità di giudizio. Finalmente, superata la barriera rappresentata dal solo deficit, dall'aspetto patologico, siamo arrivati a fare riferimento alla persona, alla sua identità e alla sua salute. Ciononostante, mentre gli specialisti impegnati al rispetto dell'uomo si sono mossi in questa direzione, ancora oggi, alla conclusione del primo decennio del

XXI secolo, siamo spettatori del continuo uso del termine "dislessia" e dell'abuso nel definire "dislessica" la persona in condizione di inadeguatezza nella decodifica scrittoria; un rivolgersi esclusivamente al deficit come richiesto dal legislatore italiano in leggi regionali, circolari e ordinanze ministeriali nelle quali si esige di individuare in ambito scolastico i soggetti "affetti da dislessia e gli altri da difficoltà di apprendimento", un maldestro distinguo che etichetta gli "affetti da" e li colloca in una patologia nosografico-classificatoria rendendoli "diversi". Tale politica non fa altro che rinnovare la prassi del *dépistage* che ritenevamo superata già negli anni Settanta: «quando un ragazzo che non riusciva a tener il passo degli altri e si dimostrava improduttivo in una scuola ovviamente ed erroneamente concepita in senso produttivistico, si riteneva *diverso* [...] persona di serie B, impedendogli così un valido rapporto che poteva stimolarlo a superare il proprio svantaggio» (Pesci, 1977, p. 10). L'intervento legislativo ha portato alla classificazione di molti studenti come "dislessici", anche se viene loro dichiarato tutto l'affetto possibile e gli vengono rivolte particolari attenzioni in occasione degli esami nella scuola secondaria di primo grado e dell'ammissione agli esami della scuola di secondo grado. Ciò a dimostrazione dell'inadeguatezza e l'insufficienza della prevenzione. Il vasto uso della parola "dislessico" suggerisce l'idea di una caccia al deficit, in un momento in cui dovrebbe essere ormai maturata la consapevolezza di non dovervisi più appellare, sia che esso riguardi l'orientamento, visivo aspecifico o intermodale, linguistico o di memoria per le parole, o la consapevolezza fonologica.

Le persone etichettate come "dislessiche" in realtà si trovano di fronte a tanti ostacoli di diversa natura che chiedono di essere identificati, così come deve essere accertato il significativo ruolo che svolgono non sull'esclusivo successo o fallimento nella lettura, ma nel frenare, inibire, impedire ogni altra conoscenza ed espressione di sé.

Attualmente la comunità scientifica che si interessa a questi soggetti ha sentito la necessità di abbandonare tale termine e concorda sul bisogno di agire dopo aver conosciuto e documentato le patologie associate alla difficoltà e i fattori che vi sottendono, con una formulazione in ipotesi di un intervento attivo e tempestivo in risposta all'insieme delle cause che tenga conto della globalità della persona. L'esperienza riportata nelle pagine che seguono è un esempio che evidenzia la complessità e l'efficacia dei nuovi processi di aiuto rivolti alla persona intrapresi nel nostro Centro Studi Specialistici *Kromos*.

Presentazione, anamnesi e osservazione

Carlo, un bambino di dieci anni, è stato accompagnato al nostro Centro dai genitori per un problema nella lettura. Dall'anamnesi si è rilevato in particolare un parto a termine senza complicazioni, due ricoveri ospedalieri a quattro e sei anni, il primo per adenoidi e il secondo per appendicite acuta. Vive in casa con i genitori, una nonna e una sorella di cinque anni alla quale si dichiara "attaccassimo". La madre è impiegata part-time in un'azienda di tessuti, il padre conduce un'impresa edile. I genitori dichiarano che per le difficoltà di lettura hanno provveduto a richiedere un approfondimento oculistico e ortottico dai quali non sono stati rilevati difetti visivi come astigmatismo, ipermetropia, miopia o presbiopia né alterazioni nei processi funzionali e disordini tonici nella muscolatura dell'orbita orbicolare.

L'osservazione da noi condotta ha evidenziato una motricità globale e fine che vede Carlo goffo e impacciato, lento nell'esecuzione di sequenze motorie specie nelle prassie complesse, con difficoltà nella coordinazione oculo-manuale per la sua non omogenea lateralizzazione (dominanza oculare destra, prevalenza oculare sinistra nella scrittura e nel disegno), nell'imitazione di gesti semplici e complessi. Sono scarse la percezione e la rappresentazione dello schema corporeo; il bambino ha inoltre difficoltà nel dinamismo respiratorio e mostra palesi incertezze nell'organizzazione ritmica, spazio-temporale e nella cronotopia. Non ci sono difficoltà nell'alternanza della chiusura dei due occhi e nel definire le dimensioni e la profondità, mentre sono presenti impacci nell'orientazione degli oggetti, nel seguire con lo sguardo la lettura di immagini e di simboli e nell'inseguimento con l'occhio di oggetti in movimento che provocano difficoltà di analisi, di discriminazione, di associazione e di esplorazione, con cadute dell'attenzione e insufficienza mnestica.

La produzione elocutoria non manifesta difficoltà nell'impostazione fonetica, ma sono comunque presenti delle sfumature nelle tonalità e nel ritmo, lentezza nel recupero di significati nei contesti più diversi e carenze nel vocabolario, non compensati da mezzi espressivi e comunicativi non verbali per la presenza di disagi nella relazione.

Dall'analisi della decodifica scrittoria si sono evidenziate una confusione di suoni acusticamente simili, una carente elaborazione e discriminazione di lettere simili per forma, una confusione di lettere simmetriche per inversione nel senso destra-sinistra ("pq", "bd") e alto-basso ("dp", "nu"), inversioni di lettere all'interno della sillaba e della parola, omissioni, aggiunte, trasposizioni e sostituzioni di parole. Carlo legge a voce bassa, a volte tremolante, sillabica e perciò inespressiva, il ritmo è lento e i segni di interpunzione non sono sempre correttamente rispettati. Egli ha difficoltà ad impadronirsi delle pause e del ritmo per cui ne risente tutta l'organizzazione ritmico-sillabica della frase, ciò rende la lettura caratterizzata da lunghe esitazioni, false partenze e perdita delle posizioni di singole parole, anche all'interno di strutture espressionali elementari. La stentatezza nel leggere, il conseguente affaticamento e il disagio relazionale inibiscono la lettura ad alta voce, riducono la comprensione del testo, specie quando si tratta di decifrare brani lunghi o esposizioni elaborate con sintassi complessa. Durante la lettura Carlo manifesta tremori, vampe di calore, fame di aria, batte i piedi alla ricerca di un ritmo, assume una postura di chiusura con seduta sporgente sulla sedia e, in momenti di particolare disagio emozionale, chiede la vicinanza dell'adulto.

Le abilità aritmetiche risentono solo lievemente delle difficoltà spazio-temporali e ritmiche e il bambino riesce ad ottenere risposte sufficienti in questa area apprenditiva in cui peraltro esibisce una buona capacità di intuizione e deduzione logica.

Nel complesso gli apprendimenti avvertono la carenza e l'instabilità attentiva, in particolare nell'attenzione selettiva e nel perdurare della stessa e perciò nella faticabilità, tanto che la capacità mnestica, la conservazione e la rievocazione, si presentano inadeguate.

Approfondimenti diagnostici

A seguito dell'anamnesi e dell'osservazione, si è ritenuto opportuno procedere ad un approfondimento attraverso l'uso di un test cognitivo globale (Matrici Progressive), di uno specifico per la valutazione delle abilità mnestiche (Test Mnesi Immediata) e di un proiettivo (CAT- Children Apperception Test) che ci hanno messo in grado di desumere un quadro della personalità di Carlo con particolare attenzione alle dinamiche affettive e alla correlazione emotiva.

Matrici progressive di Raven

Per verificare le capacità cognitive del bambino abbiamo scelto di proporgli questo test per la sua facilità e snellezza d'uso. Egli ha ottenuto punteggi che confermano l'ipotesi di una dotazione cognitiva adeguata all'età cronologica (gruppo 3+: centile 70).

Test Mnesi Immediata

Il soggetto non è stato in grado di superare la ripetizione diretta di 5 numeri e la ripetizione inversa di 3 numeri: ha mostrato pertanto una performance equivalente ad un bambino di 7 anni.

CAT (Children Apperception Test)

I risultati di questo test proiettivo hanno messo in evidenza la timidezza, l'insicurezza, con evidente mancanza di fiducia, l'incertezza, l'apprensione e un complesso di inferiorità, nonché una ridotta capacità di tollerare le frustrazioni, un atteggiamento di fuga e di rinuncia di fronte alle difficoltà e delle alterazioni emozionali che gli impediscono un costrutto relazionale adeguato.

L'Io debole non gli consente di soddisfare il bisogno di farsi valere e di recuperare una immagine positiva di sé, di incidere favorevolmente nella crescita dell'espressione di sé nei rapporti interrelazionali. Il bambino vive una forma di sfiducia, sta in guardia, anche se ha necessità di calore e affetto che recepisce immediatamente dalle persone che gli stanno vicino e dalle quali si sente dipendente. Sensibile, ha bisogno di riconoscimento, di sentirsi apprezzato; è altissimo il segnale del conflitto tra l'essere e il voler essere, tale da influire negativamente sulla sua autonomia sociale.

Intervento clinico

L'intervento si è rivolto alle esigenze emerse in diagnosi con l'intento di offrire l'occasione di equilibri e risvegli necessari al processo di crescita fino a trovare, specie nella lettura, quel mezzo comunicazionale che poteva permettere a Carlo di stare bene al confronto con gli altri e costruire soddisfacenti relazioni.

Le scelte operative per rispondere a questi stati di necessità ed offrire al bambino non una risposta al *deficit* dislessia, bensì l'opportunità di vincere ogni impaccio, improprietà e inadeguatezza, liberarsi dagli stati afflittivi e sfruttare tutte le potenzialità, vengono qui di seguito esposti necessariamente con un ordine sequenziale lineare che non rispecchia però quello seguito nello stare assieme al piccolo. I bisogni sono stati soddisfatti in attenzione ad ogni tratto della personalità, utilizzando contemporaneamente più canali informatori, indispensabili per lo sviluppo delle potenzialità senso-motorie, mimico-gestuali, ritmiche, dinamico-respiratorie, spazio-temporali, visuo-percettive, ecc., tante sollecitazioni in cui le situazioni emotive sono state tali da far nascere nel soggetto il desiderio di comunicare in un clima di fiducia e autostima. Azioni-stimolo, esperienze e performance che si sono instaurate nella totalità delle attività strettamente integrate con una padronanza progressiva prossima alle esigenze. Un ordito di strategie in risposta ai bisogni, capaci di un confronto positivo, in opposizione all'agire per stratagemmi o ad esercizi finalizzati all'ammaestramento. Al soggetto è stato consentito uno sviluppo nelle conoscenze e abilità non dissociate dalla grammatica delle motivazioni e dei desideri, realizzando quei processi conoscitivi e di apprendimento, quelle sollecitazioni ed impressioni che gli giungono dall'esterno e dall'interno di sé e, sull'onda della gradazione e sfumatura del messaggio ben rivelano il livello di godimento, di gradimento e i percorsi efficaci per affinare il controllo emotivo e far nascere il desiderio di comunicare.

Carlo è stato incoraggiato e aiutato ad evitare insuccessi, favorito nel sottrarsi ad azioni di rinuncia e di disimpegno, sostenuto nell'espandersi delle emozioni positive e nell'aprirsi a mondi affettivi sempre più vasti. Abbiamo voluto offrirgli l'occasione di vivere le proprie pulsioni, i propri fantasmi, i piaceri della riscoperta del suo corpo, di animare risvegli appercettivi, tonici e cinestetici, perfezionare la cultura che traduce la comprensione del tempo e dello spazio; opportunità intrecciate a simultanei stimoli di esplosione verbale, immagini e dinamiche comunicazionali sostenute da autenticità e da un vissuto polimorfo.

Si è reso indispensabile ottimizzare ogni potenzialità presente nel soggetto, ogni precedente acquisizione e assimilazione, far vivere situazioni valorizzanti per riconquistare con esse l'autostima, la fiducia e un progresso nell'organizzazione e nell'espressione. Per questo abbiamo sollecitato esperienze finalizzate alla conoscenza segmentaria e globale e alla presa di coscienza del proprio corpo, al raggiungimento di una maggiore capacità di coordinazione motoria, espressivo-corporea ed elocutoria, per muovere positivamente verso la conquista di abilità e disponibilità decodificatorie e la riconquista dell'equilibrio psicoemozionale. Tali esperienze sono state affidate a loro volta ad una costruzione dinamica di altre esperienze psicomotorio-funzionali, ciberclinche, fono-articolatorie, mimico-espressive e sollecitatorio-cromatiche e di ogni espressività relazionale di cui la decodifica scrittoria è una parte esposizionale.

Esperienze per la strutturazione dello schema corporeo

Al ripristino di abilità nelle funzioni motorie a cui ha fatto da sfondo il tono muscolare, veicolo del linguaggio corporeo, integrato da esperienze organizzativo- cinestetiche, si è aggiunta la necessità di conquistare una idonea distribuzione topografico-corporea, consolidare la funzione di interiorizzazione, per giungere ad una immagine del proprio corpo operativa e procedere verso l'organizzazione dello schema corporeo. Una evoluzione che ha impegnato Carlo in aggiustamenti spontanei, esperienze di coordinazione dinamica generale che favoriscono la maturazione organizzativo-corporea fino a rendere ricca e significante la percezione del sé e dell'altro e giovare soprattutto alla propria sicurezza affettiva. È l'espressività del corpo, quei gesti quotidiani che Carlo, durante tutto il percorso ha realizzato fino a migliorare la precisione e la padronanza nell'esecuzione. Sono molti e vanno dal semplice muoversi liberamente nello spazio con *diversi modi di camminare* (velocemente, lentamente, accelerando, a passi lunghi alternati a passi corti, strisciando per terra, sfregando la punta dei piedi, sfregando il tallone, avanzando con i piedi piatti al suolo...), *diversi modi di correre* (aiutati dal movimento alternato delle braccia, tenendo le braccia ferme, aiutandosi vistosamente con le spalle e le braccia ferme lungo il corpo, correndo e fermandosi bruscamente, facendo una corsa a passi brevi, lunghi, a cadenze variabili o con superamento di ostacoli...), *diversi modi di saltare* (su un piede solo, a gambe divaricate, in avanti o indietro a piedi uniti, lateralmente a piedi uniti, in ginocchio, compiendo percorsi con ostacoli disposti a distanze variabili e irregolari...), *diversi modi di stazionare* (seduti, in piedi, a terra col corpo arrotolato, disposti al suolo creando con il corpo figure diverse...), *effettuare lanci* di palle di diverso diametro e pesantezza a distanze differenti, azione che favorisce al tempo stesso lo strutturarsi della dominanza laterale (fare lanci consecutivi con una mano e poi con l'altra confrontando poi i risultati ottenuti, palleggiare a terra con la mano destra, poi con la sinistra, lanciare e riprendere una pallina con la parte del corpo indicata dallo specialista...).

Per promuovere una particolare *presa di coscienza segmentaria e globale del corpo* e una maggiore abilità organizzativo ed espressivo-corporea, a Carlo è stato richiesto di sedere su una sedia con i piedi poggiati a terra, le gambe e il tronco in verticale senza alcuna rigidità, la testa ben equilibrata sull'asse corporeo, gli occhi prima aperti poi chiusi; gli è stato poi chiesto di "sentire" il corpo nella sua globalità e di portare l'attenzione sulle singole parti, richiamandole, e di sostare mentalmente su ciascuna. Un'altra esperienza, anch'essa rivolta alla presa di coscienza della solidità, della globalità e segmentarità del tronco-bacino, ha richiesto al bambino di disporsi disteso per terra, di mobilizzare tutto il corpo e di apprendere dal contatto con il suolo ogni definizione dei suoi settori e, di volta in volta, nominarli. Come pure gli è stato chiesto di porsi in posizione di decubito dorsale, con gli occhi chiusi, con le braccia distese lungo il corpo, le palme delle mani a terra, i gomiti leggermente flessi, e di *concentrarsi sui punti di contatto* che il suo corpo aveva con il suolo. Non sono mancate inoltre esperienze che hanno visto Carlo sostare in posizione eretta ed eseguire a specchio gli *spostamenti di singoli settori corporei* uguali a quelli compiuti dallo specialista, oppure i movimenti opposti a quelli rappresentati per poi riferirli verbalmente. Successivamente, per meglio definire gli spostamenti, è stato richiesto al bambino di fare uso dei termini destra e sinistra. Gli è stata inoltre presentata l'idea della creazione di una statua animata. Una persona è il materiale plastico e l'altra lo scultore. La statua può dichiarare i punti con cui lo scultore entra in contatto e, una volta terminata, può muoversi seguendo gli inviti verbali del suo creatore. In coppia, l'uno, con il calore delle mani, dovrà liberare l'altro immaginando che sia una statua di ghiaccio, muovendo lentamente le mani lungo tutto il suo corpo, ma senza toccarlo; sul principio del domino si attivano i vari segmenti corporei richiamandoli: uno dice: "testa-collo", l'altro "collo-gamba" e così via.

Esperienze per il potenziamento della motilità oculare e la visione focalizzata

Per potenziare la motilità oculare, la visione focalizzata, periferica e globale, sono state realizzate alcune esperienze finalizzate ad *acquisire abilità a dirigere lo sguardo* su un oggetto fermo o in movimento, sostare in attenzione ad esso conducendo una adeguata analisi, come ad esempio fissare un punto definito nello spazio davanti a sé; muoversi nello spazio, guardare ovunque, senza fissare nulla in particolare; fissare un punto nello spazio davanti a sé quindi muoversi verso di esso senza mai spostare gli occhi e una volta arrivato al punto fissato fare mezzo giro, fissare un altro punto e ripartire senza spostare lo sguardo; porre di volta in volta diversi oggetti vicino al campo visivo del soggetto a cui è stato richiesto, mantenendo ferma la testa, di orientare gli occhi nelle diverse direzioni, riconoscere l'oggetto e dichiararne il nome; fissare un punto davanti a sé e da quel punto partire tracciando con la mano dei disegni nell'aria; inseguire la mano che traccia in campo vuoto fino a completarne l'evoluzione; ruotare e spostare una palla che il soggetto tiene in mano dinanzi a sé, inseguendo con lo sguardo la rotazione e lo spostamento; tenere ferma la testa mentre si insegue con gli occhi il percorso dal primo al secondo punto tracciati, distanti l'uno dall'altro, sulla lavagna bianca a parete; seguire con il dito le diverse linee tracciate tenendo ferma la testa; seguire con il dito tutti i semicerchi tracciati mantenendo l'orientamento sinistra-destra.

Esperienze per facilitare l'organizzazione e strutturazione temporale e spazio-temporale

Anche le esperienze relative alla percezione e strutturazione dello spazio erano necessarie a Carlo. La spazialità implica il sapersi muovere e dirigere liberamente in una certa direzione, mettere dentro a, entrare in, disporre sopra, sotto o rispetto a, costruzioni di una capacità decifrativa in ordine prossemico e di orientazione; una complessa architettura di relazioni spaziali che può essere appresa se contemporaneamente ad un controllo direzionale, vengono sollecitate relazioni alla rappresentazione simbolica e semantica, garantite da un'appropriata mediazione verbale. Perciò l'intervento di aiuto, per catturare gli effetti del semplice movimento e ogni decifrazione delle coordinate, così come per l'organizzazione e strutturazione temporale e spazio-temporale (cronotopica), si è avvalso di evocazioni verbali capaci di informare, valorizzare e perfezionare ogni messaggio con un coinvolgimento emozionale-affettivo, articolato e tradotto col proprio corpo in tempi e spazi, schemi e scansioni ordinate, libero da insicurezze e da inibizioni. Sulla base di questi principi sono state proposte diverse esperienze tra cui: *spostamenti nello spazio* (camminare avanti, indietro, lateralmente verso sinistra, lateralmente verso destra; fare mezzo giro e ripartire nella direzione opposta; fare un giro completo e ripartire nella direzione opposta; spostarsi nello spazio con velocità differenti ed effettuare spontaneamente dei percorsi; riproporre topograficamente al suolo); *percorsi proiettati su parete* (che Carlo ha dovuto immaginativamente seguire con velocità diverse, con arresti e cambi di direzione; effettuare da una parte e dall'altra dell'asse disegnata per terra una serie di zigzag e successivamente trascrivere su lavagna bianca a parete il percorso fatto); *eseguire dei movimenti corrispondenti a determinati codici* (pugno chiuso = correre; mano alzata = battere sul posto un piede per terra; battuta di mano = camminare; due battute di mano = saltello laterale); *eseguire le seguenti azioni rispettando una successione data e poi trascriverla tenendo conto del preciso ordine temporale* (lanciare dopo aver saltato sul posto, correre-raccogliere-rilanciare e sedersi per terra); *comporre delle lettere attraverso un percorso motorio* guidato da vari e diversi oggetti; (effettuare spostamenti nello spazio, con passi e salti corrispondenti alla scansione sillabica di varie parole pronunciandole ad alta voce); *realizzare dei movimenti contemporaneamente al pronunciamento di fonemi costituenti sillabe, parole e frasi* (battute di mani, di piedi, alzata/caduta braccia emettendo suoni, m m m…; sillabe ba, ba, ba…; parole, mamma, sole, albero…; frasi, ieri sono stata al mare…).

Esperienze per il rinforzo delle capacità attentive e mnestiche

I coadiuvanti della memoria sono molti e tutti offrono grandi opportunità al sistema "bibliotecario", al sapere saputo, conosciuto e conservato. La memoria come ricordo, non soltanto è affascinata da ciò che la persona vede e guarda, da ciò che sente e ode, da ciò che è gusto o olfatto, ma si trasforma in interesse acuto se sollecitata dalla novità, dalla sorpresa, dalla soddisfazione della curiosità, dalla predilezione speciale verso ciò che la eccita. Si giunge così ad una attenzione che, crescendo, diventa riflessione.

L'opportunità di incentivare le abilità nel *fixage* di dati collegati agli stati di coscienza, di attenzione e concentrazione, di motivazione e di velocità di elaborazione dell'informazione, hanno richiesto di seguire impulsi stimolatori, che non hanno trascurato l'evocazione di stimoli senso-percettivo-uditivi, visivi, tattili, gustativi e olfattori (Pesci, Fiore, 2002). In particolare, poiché la Formazione Reticolare, specialmente quando è raggiunta da uno stimolo imprevisto, importante, emotivo, trasmette alla corteccia un flusso di impulsi che la mette in stato di allarme, sono state utilizzate esperienze che producono variazioni improvvise, inattese, contrastanti e che rompono un precedente equilibrio emozionale, mobilitando l'attenzione, eccitando la curiosità e l'interesse.

1. *Contatti inattesi.* Sono stati promossi contatti senza preavviso, come prendere per mano, cingere con un braccio la vita...
2. *Paradossi.* Sono stati usati paradossi, come: "scardinare la porta" al posto di "chiudere la porta", "saltare fino al soffitto", "camminare con la testa"...
3. *Contraddizioni.* Sono state richieste prestazioni opposte a quelle chieste immediatamente prima...
4. *Umorismo.* Si è dimostrato di grande utilità per il recupero delle abilità mnestiche. Le varianti tenute presenti per stimolare la memoria con l'umorismo, sono state:
    1. Ridicolizzazione della propria memoria "difettosa", *ridere di sé* mettendo in evidenza piccole e grandi dimenticanze.
    2. Umorismo figurato. Sono state presentate a Carlo delle "cartoline umoristiche" lasciando che, per opera della riflessione, si insinuassero acuti e sottili elaborazioni.
    3. Storie spiritose, ridicole, frasi a doppio senso.

Esperienze di consolidamento delle capacità percettivo-visive

Anche le capacità percettivo-visive giocano un ruolo importante, come pure quelle relative all'orientamento spaziale e temporale nella rappresentazione di figure e simboli. Per questo abbiamo proposto le seguenti esperienze: riconoscimento di *forme geometriche*; discriminazione e associazione di esse e delle loro dimensioni; accoppiamento di figure geometriche aperte; discriminazione di forme geometriche uguali alla forma campione isolata; ricerca e individuazione delle differenze nei dettagli di figure quasi identiche; riconoscimento di *simboli alfabetici* uguali a quelli mostrati tra un insieme di lettere; rintracciare in varie occasioni di lettura di immagini ciò che sta prima o dopo, alla destra o alla sinistra, sopra o sotto; tracciare sulla lavagna bianca a parete una linea orizzontale chiedendo al soggetto di rappresentare delle figure sotto e sopra a questo asse. La stessa esperienza l'abbiamo proposta in relazione ad una linea verticale e, successivamente, in relazione a due linee, verticale e orizzontale, intersecantesi tra loro. È stato richiesto a Carlo di indicare la posizione di varie figure rispetto ad una posizionata al centro: a sinistra, a destra, in alto, in basso, vicino, lontano; di rappresentare su un foglio i diversi elementi di una stanza (la finestra, la porta, il tavolo, ecc.) situandoli in rapporto alla propria posizione. Un approfondimento di questa esperienza lo ha visto inoltre impegnato nel *riferire verbalmente e per iscritto la posizione* di tre oggetti in rapporto fra loro che si trovavano sul tavolo, oppure nel *riprodurre graficamente*, sulla lavagna bianca a parete, i vari simboli, così come nel rappresentare tracciati segnici in evoluzione spaziale centrifuga e centripeta con destro giro e sinistro giro o in senso orario e antiorario senza staccare lo strumento scrittorio dalla lavagna; nonché nel *rappresentare tracciati* segnici lineari, circolari semplici e intersecati, in evoluzione spaziale sinistra-destra, sempre senza staccare lo strumento scrittorio dalla lavagna bianca a parete.

Esperienze per il consolidamento decodificatorio scrittorio

Alle forme e ai tracciati si sono poi aggiunte esperienze per il consolidamento decodificatorio di simboli alfabetici: *associazione di un gesto al suono* di una lettera (ad esempio volgere la testa a destra mentre si pronuncia la "b", guardare in basso mentre si pronuncia la "n", guardare in alto mentre si pronuncia la "u", ecc.); *riconoscimento di lettere* e loro collocazione rispetto alle altre esposte in un grafico (ad esempio: dove si trova la "s" rispetto alla "d"); riconoscimento di una lettera o una serie di lettere attraverso la scrittura con la punta di un dito, sulla schiena, e chiedere di riferire a voce alta ciò che viene scritto; *rappresentazione corporea delle lettere dell'alfabeto*; *lettura di un brano* sottovoce e successivamente ad alta voce; lettura delle sillabe contenute nelle parole in modo sia veloce che lento con tono di voce alto e basso; lettura di un brano partendo dall'ultima parola e successivamente ripetendo le parole ricordate; lettura di fonemi, sillabe o parole intere con “finestrella”[1] o “coprilettere”, facendola scorrere sul libro e limitando il campo visivo; accentuazione durante la lettura, dell'ultima sillaba di ciascuna parola letta.

Inoltre è stato fatto leggere un brano ad alta voce inseguendo il libro che lo specialista muoveva verso l'alto, verso il basso, a destra, a sinistra, lontano e vicino; adeguare il ritmo di lettura ad un tema musicale dato; soffermarsi durante la lettura di un brano su alcuni termini, sostituendoli con sinonimi e contrari; leggere una frase e utilizzare la prima lettera o sillaba per ricercare parole nuove e costruire frasi di senso logico.

Esperienze per il potenziamento della discriminazione sonora e ritmica

La discriminazione dei suoni e dei ritmi, particolarmente legata e integrata alla percezione uditiva e alle esperienze di periodicità strutturata, è garanzia di conoscenza e di esperienza che può assai compromettere gli apprendimenti, per questo l'intervento di aiuto si è rivolto a potenziare e sviluppare questo aspetto. L'impegno per rendere possibile il consolidamento e l'evoluzione cognitiva nella discriminazione sonora e ritmica ha richiesto di averne cura e di elaborare un progredire di esperienze che potessero lasciare impressioni idonee a precisare i valori discriminativi: accompagnare un canto popolare con battute di mano; evidenziare la nozione di regolarità seguendo il metronomo; rispondere ad una cadenza esterna segnando il passo o al posto di due tempi (battere le mani-batterle sulle cosce) o quattro tempi (battere le mani-mani, anche-mani, spalle-mani, testa-mani); sempre seguendo dei tempi, coordinare braccia e gambe e fare esperienze di singolarizzazione delle dita. Inoltre:

---

[1] La “finestrella” è un ausiliario percettivo-visivo che il *Centro Kromos* ha da sempre impiegato nella pratica clinica e col tempo perfezionato e sistematizzato. È comunque sufficiente prendere un pezzo di carta e nel centro ritagliare un riquadro.

1. *Accentuazioni regolari o differentemente suddivise.*

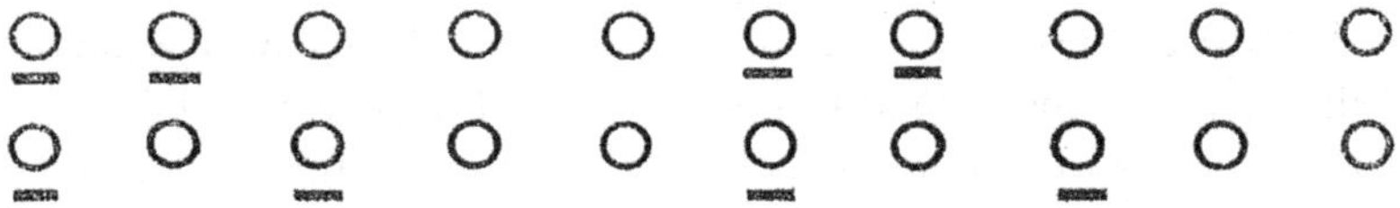

Figura 8

2. *Accentuazioni irregolari tradotte con battute, movimenti, spostamenti.*

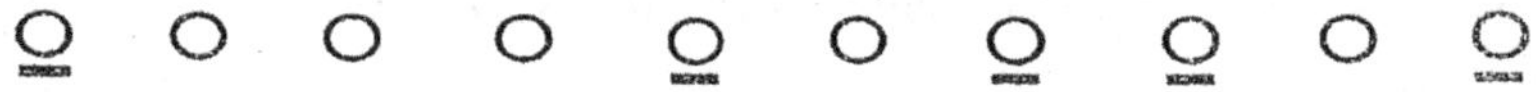

Figura 9

3. *Strutture ritmiche che comprendono una o più pause, costruite a partire da quattro tempi.*

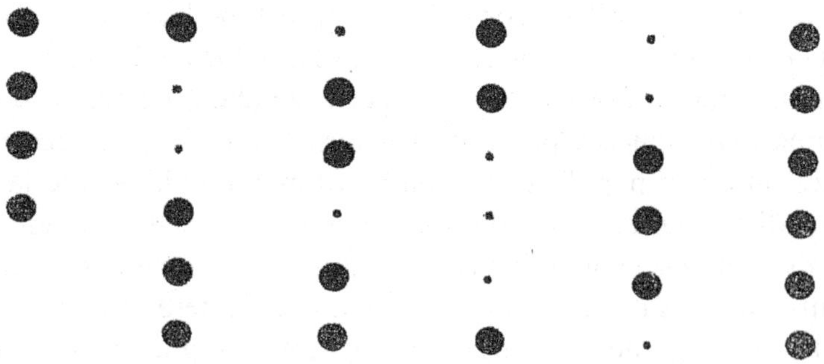

Figura 10

4. *Strutture ritmiche basate sulla disuguaglianza dei tempi.*

Figura 11

5. *Strutture ritmiche e improvvisazioni gestuali.*
6. *Memoria Ritmica®-Tamburo.* Si inizia con un singolo colpo a cui ne viene aggiunto uno nuovo dilatando così la sequenza in modo progressivo (la distanza tra un colpo e quello successivo è significativa della proporzione della scansione temporale) (Carboni, 2005).

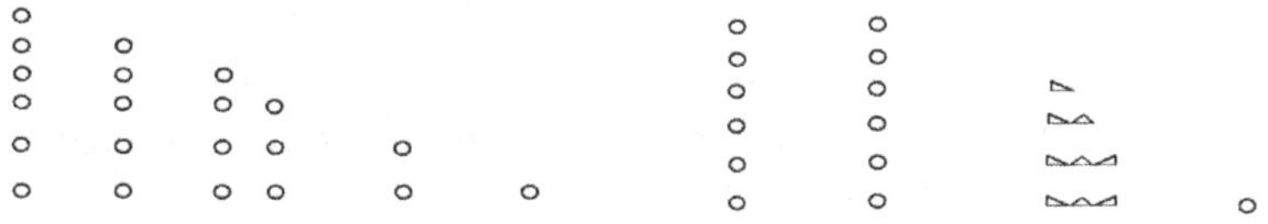

Figura 12

7. *Memoria melodica®* (*ibidem*). Vengono impiegati da tre a sei suoni di altezze differenti, eseguiti sempre e solo con una semplice articolazione ritmica (semiminime e crome) e poi utilizzando duplicazioni della stessa nota/altezza, progressioni discendenti o ascendenti, ripetizioni simmetriche, ecc.

Do								
Do	Do							
Do	Do	La						
Do	Do	La	La					
Do	Do	La	La	Fa				
Do	Do	La	La	Fa	Fa			
Do	Do	La	La	Fa	Fa	La		
Do	Do	La	La	Fa	Fa	La	Fa	
Do	Do	La	La	Fa	Fa	La	Fa	Do
●	●	○	○	●	●	●	●	○

Figura 13

Esperienze per il potenziamento delle abilità espressivo-elocutorie

La difficoltà decodificatorio-scrittoria non era imputabile a disordini espressivo-elocutori, ma abbiamo tenuto presente ugualmente la presenza di una lentezza nel recupero di significati nei contesti più diversi e di carenze nel vocabolario, per questo abbiamo voluto consolidare anche le abilità espressivo-elocutorie con particolari occasioni-stimolo.

1. *Accompagnamento del flusso della luce con la voce.*
2. *Esperienze vocali unite a tratti di forza esercitata* (scuotere, battere, strizzare, spingere, tirare, ecc.).
3. *Distinzione simbolo/suono tra vocali e consonanti,* facendo sottolineare con matite di colore diverso le consonanti e le vocali.
4. *Distinzione tra consonanti sonore e sorde* contenute in monosillabi pronunciati dallo specialista.
5. *Montaggi poetici.*
6. *Gare di dizione* con sfumature di *humour* e di tonalità.

7. *Recitazioni* con monologhi e dialoghi, utilizzando suoni, vocalizzi, parole e frasi.
8. *Drammatizzazioni.*
9. *Camminare* come un robot in modo rigido e meccanico *ed emettere i rumori* che lo distinguono.
10. *Emissione di suoni e rumori* caratteristici di un cavallo che galoppa, di un'auto, dell'acqua di un fiume che scorre, di un aereo, un telaio ecc.
11. *Dialogo di consonanti.* Utilizzare parole e frasi che assomigliano ad una lingua, come: "grzlmp", "dl", "cbr", "rvz", "strcr", "msrtzfz", ecc.

Esperienze per promuovere le abilità organizzativo-corporee di espressione e comunicazione

Il contributo delle esperienze di movimento allo sviluppo della consapevolezza del sé, alla costruzione della propria identità e capacità di instaurare rapporti soddisfacenti con gli altri si è espresso in ogni sua dimensione.

Una esigenza pienamente soddisfatta nell'armonizzare e riequilibrare lo sviluppo fisico e psichico, sviluppare la coscienza di sé, rappresentare il sé corporeo come struttura e come funzione in rapporto all'altro da sé, favorire l'evoluzione e l'espandersi dell'affettività. Sono state proposte alcune esperienze in tal senso:

1. *Imitazione di gesti.*
2. *Esperienze di espressione corporea per associazione*: buio/immobilità, luce/movimento, giallo/speranza di felicità, verde/volontà di fare impressione, rosso/intensità di esperienza, ecc.
3. *Esperienze di mobilizzazioni* passive ed attive, contrazioni e decontrazioni muscolari, opportunità cinestetico-respiratorie e appercezioni per mezzo di esperienze in condizioni di disequilibrio.

4. *Movimento libero su un ritmo dato* per prendere coscienza delle capacità espressivo-mimiche e cinestetiche.
5. *Esecuzione di un dinamismo gestuale* spontaneo e creativo, suffragato da una melodia musicale. È una gestualità che può vedere allungati i differenti segmenti figurando una immagine motrice in continua mutazione propria della spontaneità del gesto.

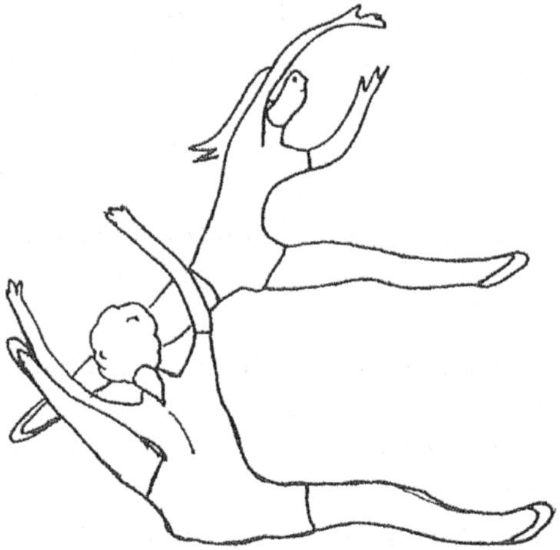

Figura 14

Una volta potenziato ogni aspetto organizzativo-motorio, riconquistata una padronanza espressivo-cinestetica, consolidate la capacità percettivo-visiva, l'espressione elocutoria e la disponibilità a dichiararsi, ci siamo proposti un più consistente *avviamento alla lettura*, anticipato dalla strutturazione dei suoni, richiedendo di far disegnare sulla lavagna bianca a parete una consonante e, a ventaglio, trascrivere le vocali. Poi si è invitato Carlo a spostare il dito indice dalla consonante alla vocale e, durante questo movimento, a ripetere il suono della consonante finché esso non si fosse fuso con quello della vocale nell'esposizione della sillaba.

Altre esperienze rivolte a questo obiettivo sono state: *lettura delle sillabe* come nell'attività precedente, ma ripetendo il suono della consonante solo due volte prima di raggiungere la vocale, quindi riferendo sonoramente la sillaba. In questo caso i simboli sono stati trascritti su di un foglio posto sul tavolo; *tombole sillabiche*: è stato dato a Carlo un sacchetto contenente dei dischetti di cartone con sopra riportate tutte le sillabe che si trovavano su un cartellone e gli è stato chiesto di prendere dal sacchetto un dischetto, leggere velocemente la sillaba e poggiarlo su quella corrispondente del cartellone; *ricerca in un testo scritto di lettere uguali*; *unione di lettere per creare parole* sillabiche e pronunciarle ad alta voce; *completamento di parole*; *scelta di parole* che hanno una sillaba in comune e sottolineare quest'ultima, quindi rileggere le parole scandendo bene le sillabe uguali; lettura di lettere che precedono e che seguono una lettera data; individuazione di accostamenti per suono e relativa ricerca; individuazione di accostamenti sbagliati e relativa ricerca.

Questo nutrito corredo di esperienze ha permesso di far partecipare Carlo con entusiasmo e disponibilità all'intervento e di sviluppare situazioni relazionali e di scambio vincendo sempre più, con il succedersi degli incontri, le rigidità organizzativo-rappresentativo-corporee, gli impacci comunicazionali (assai bene testimoniati anche dal tono di voce), le disabilità attentive e i disequilibri emozionali.

L'intervento di aiuto ha trovato negli incontri successivi, importanti integrazioni desunte dal metodo Educromo (Pesci, De Alberti, 1997), scelte operative condotte in una prospettiva dinamica, con adeguate sequenzialità e con l'intento di conseguire risvegli di nuove e diverse disponibilità per indirizzare verso più autentici equilibri.

Nell'ispirarsi al metodo Educromo si sono aggiunte esperienze promosse dai *Giochi di Esplorazione*, «una serie di opportunità per entrare in contatto con il proprio corpo ed esprimere con esso tensioni, bisogni e desideri; esperienze autocentrate e agite attraverso il corpo, suffragate da incisive stimolazioni, capaci di dare avvio a una spiralizzazione per l'accesso alla coscienza di sé con l'opportunità di favorire un'evoluzione conoscitiva riequilibratrice» (ivi, p. 62). Poi sono seguiti i *Giochi di Relazione* con cui sono state consolidate le conoscenze acquisite da cui partire per avviare Carlo verso un ordine interattivo rivolto alle influenze e agli interscambi, consentendogli di percepire e percepirsi, di conseguire un recupero della spontaneità di un corpo vissuto come soggetto d'esperienza, integrato e perfezionato da una dinamica naturale e armoniosa con l'altro e la realtà esterna. Attività che garantiscono la presa di coscienza e l'elaborazione di nuove modalità di espressione e di interazione che consentono al soggetto di convergere verso una liberalizzazione interiore, suffragata da una migliore gestione emotiva. Queste dinamiche hanno lo scopo di favorire lo sviluppo del pensiero creativo, l'espressione di ciò che il soggetto intuisce e sente. Offrono quindi la possibilità di acquisire maggiore coscienza delle proprie emozioni e sensazioni, sviluppare la propria personalità, di entrare e mantenersi in contatto con ogni parte di sé. Rappresentano dei presupposti creativi e plastici che possono generare nell'individuo un adattamento flessibile e consentirgli di «trovare soluzioni adeguate a situazioni problematiche, quelle soluzioni che coinvolgono sia gli aspetti intellettuali che emotivi e affettivi e che permettono di muovere verso un'educazione che solo una trama di relazioni positive, valide per un ampliamento di coscienza, possono espandere e ingrandire» (ivi, p. 72). Due momenti, quelli dei giochi di esplorazione e di relazione, che hanno avviato al metodo CyberClinica® (Pesci, Mani, 2006), che basa i suoi principi sulla teleologia, ossia sul comportamento tendente a raggiungere un determinato scopo, nella fattispecie, quello di offrire a Carlo l'occasione di guidare se stesso verso il raggiungimento di una giusta e realistica immagine dell'Io, chiave della personalità e del comportamento umano. Un'importante innovazione quella della CyberClinica®, che permette di sviluppare un abito psichico capace di eliminare le cicatrici emotive per mezzo di una plastica emotiva, in un intervento rivolto ad arricchire il ritratto mentale di se stessi perché sia meglio definito, maggiormente sentito e partecipato, con dichiarazioni positive che il soggetto fa a se stesso da se stesso, rafforzando le immagini per mezzo di registri tattili e propriocettivi, ritmici, respiratori e cinestetici, rafforzati da supporti tonematici. Le dichiarazioni verbali di questo metodo sono avvalorate da un'espressività corporea che all'immaginazione aggiunge un comportamento codificante, una immagine di sé positiva redatta su un diverso stato di sicurezza, di emotività e di interindividualità.

Il rafforzamento dell'Io, la maggiore stima e fiducia in se stesso hanno prodotto in Carlo una modificazione comportamentale di ulteriore disponibilità, tale da consentirgli di accedere alle tecniche *Lettura Posturale* e *Lettura Cromatica.*

La Lettura Posturale, di cui abbiamo accertato l'efficacia su tanti soggetti in difficoltà nella decodifica scrittoria, si propone come criterio nuovo «che permette alla persona di definire la propria topografia corporea in relazione all'asse, secondo una precisa sequenza che garantisce la presa di conoscenza dei singoli settori corporei per giungere a un'immagine definita e a una rappresentazione di sé» (cfr. *supra*, cap. I, p. 20). Vengono sollecitate posturalità bilanciate cui contribuiscono forti impulsi e un'attività mentale in grado di strutturare, sintetizzare e proporzionare la complessità delle risposte date da una psicocorporeità spinta a trovare suffragi equilibratori di un'intima coerenza fra le varie parti del corpo e i loro processi di cooperazione, protesi verso quella simpatia cosmica secondo cui tutto interagisce con tutto.

Il giovane ha trovato dunque occasioni per agire in equilibrio posturale, in quella situazione ottimale in cui si è in asse, in un equilibrio stabile, in uno stato armonico, in cui l'onda respiratoria si esprime naturale e fluida. La lettura di testi in diverse posturalità e differenti orientamenti (muovendosi, ponendosi di fianco al testo, seduto a terra o sdraiato, ecc.) ha potuto sviluppare in Carlo interesse, motivazione, permettendogli di vincere ogni disagio per andare in accomodamento alla fonte scrittoria. Si è dimostrata inoltre adeguata per sbloccare la personalità inibita, far prendere coscienza di sensazioni e di movimenti, far vivere un'emozione plasmatica, sviluppare quel potenziale che gli poteva permettere di comportarsi in modo più coerente e armonico realizzando un'unità capace di esprimersi in ogni sua parte. L'impegno della ricerca che abbiamo condotto con accanimento per concretizzare una sempre maggiore fluidità nel leggere ha permesso di aggiungere alla Lettura Posturale la Lettura Cromatica, una tecnica che, nel privilegiare dei sollecitatori cromato-vibratori, permette di affrontare e vincere ulteriori impacci, improprietà e inadeguatezze, difficoltà residue nel comunicare verbalmente ad altri i contenuti di un testo scritto. La lettura di testi cromatici, che ha richiesto una temporalità personalizzata di suoni-simboli cromatici scritti con varie dimensioni, seguiti da testi scritti con curvità e configurazioni diverse, con movimenti geometrici od ondulatori orientati nello spazio e con percorsi e sequenze polidirezionali e polisistematici, è stata capace di destare desiderio, curiosità e piacere.

L'esperienza di Lettura Cromatica condotta con Carlo lo ha visto particolarmente impegnato anche nella lettura proposta al leggio affinché potesse padroneggiare, dichiarandosi nell'ambiente davanti a sé, la sonorità e l'espressività dei differenziatori tonovocalici e codificare i valori pausativi fonologici di interpunzione, le pause, i riposi o i punti fermi, esposti con un'evidenziazione cromatica. Dal testo cromatico poggiato in posizione inclinata sul leggio, letto sostando in piedi, ci siamo mossi per un lento e graduale spostamento sul piano orizzontale.

Una sequenzialità di esperienze terminata con la lettura di un testo scritto in nero su sfondo bianco che ha permesso a Carlo infine di incentivare gradualmente abilità decodificatorie espressive e comunicazionali, testimoniate da un nuovo stato di benessere, di equilibrio e di disponibilità, con l'opportunità di realizzare finalmente una lettura per il piacere di ascoltarsi e farsi sentire.

Bibliografia

CARBONI M., *Musicopedagogia*, Roma, Ma.Gi., 2005.

PESCI G., *Handicappati e scuola in 7 paesi europei*, Roma, Armando, 1977.

–, *Dalla diagnosi funzionale al piano educativo individualizzato*, Roma, Bulzoni, 1993.

PESCI G., DE ALBERTI S., *Educromo*, Roma, Ma.Gi., 1997.

PESCI G., FIORE M., *Mnesi e invecchiamento: il metodo Memory Power Improvement per il recupero delle abilità mnestiche nell'anziano*, Roma, Ma.Gi., 2002.

Capitolo VI

UN GIOVANE CON BALBUZIE

Premessa

La balbuzie è una manifestazione che, pur affrontata da esperti, medici e non medici, con serietà scientifica, non sempre trova un riscontro positivo nell'ambito delle varie terapie applicate.

L'OMS (ICD-10, 1994) la classifica come "Disturbo specifico dello sviluppo" e la definisce «un disordine nel ritmo della parola nel quale il paziente sa con precisione ciò che vorrebbe dire, ma nello stesso tempo non è in grado di dirlo a causa di involontari arresti, ripetizioni o prolungamenti del suono». La balbuzie, maggiormente diffusa nel sesso maschile rispetto a quello femminile, interessa circa l'1,5% della popolazione italica, percentuale in linea con quella riferita alla popolazione mondiale. È noto che la disfluenza si manifesta in forme definite dagli studiosi in modi diversi, a seconda che si presenti con una convulsa ripetizione delle sillabe, con un'incontrollata ripetizione e blocco, con un'esplosione precipitosa, con inerzia e parziale assenza nel momento di iniziare il discorso. La balbuzie è un *disturbo del linguaggio* che in base alla forma degli arresti, dei ritardi e delle ripetizioni delle parole può essere definita "tonica", "clonica" o "mista", "paralalica" e "palilalica".

La balbuzie tonica si presenta con un inceppo dell'atto elocutorio specie nella pronuncia dei fonemi esplosivi (ad esempio "b/p/t": "... bbbicchiere", "... pppane", "... tttttorta"), dovuto a spasmo della muscolatura fonatoria. Tale disordine può essere accompagnato da movimenti parassiti dell'orbicolare dell'occhio, con effetti di ammiccamento o spasmi in gran parte della muscolatura facciale e toracica e con arresto o irregolarità della frequenza respiratoria. La balbuzie clonica si presenta invece come una ripetizione di fonemi o sillabe (ad esempio: "ta-ta-tavolo", "pa-pa-pane"). Raramente queste due forme, tonica e clonica, si manifestano ben distinte e allo stato puro; il più delle volte ci si trova davanti alla loro combinazione, cioè alla forma mista, oppure la balbuzie può essere associata a tachilalia (ripetizione clonica di uno o più fonemi). La difficoltà si manifesta comunque in una intermittenza del linguaggio parlato ed assume spesso una forma spasmodica accompagnata da altre manifestazioni tra cui i disordini nel dinamismo respiratorio, analizzati da Fröeshels, le difficoltà psicomotorie, studiate da Chervin, i disturbi neuro-vegetativi, esaminati da Pichon e Legry e da ipercinesie e comportamento ticcoso, un fenomeno che può divenire nel tempo il nucleo centrale di una neurosi fobica e che, in particolari situazioni emotive, distrugge la personalità del soggetto (Pesci, 1991; Pesci, Pesci, 2007).

Alla balbuzie tonica e clonica si possono aggiungere la balbuzie paralalica e palilalica. La prima si manifesta con rumori gutturali come per schiarirsi la voce, con ripetizioni di "già", "è vero", "sì", "cioè" e con altri suoni, rumori e fenomeni di carattere paralinguistico, emessi o prima della frase o durante l'eloquio, come ad esempio: "ehm", "beh", ecc.; la seconda consiste in una ripetizione non concitata di sillabe o di intere parole, per lo più all'inizio della fase elocutoria. Una ulteriore distinzione viene fatta tenendo conto della localizzazione anatomica degli spasmi, si parla infatti di forma "labiocoreica" quando si è in presenza di contrazioni muscolari molto fini a livello delle labbra e della lingua con conseguente difficoltà nella pronuncia di "p", "b", "t", "d" e di forma "gutturo-tetanica" quando sono presenti spasmi nei muscoli faringei e difficoltà nella pronuncia di "g", "c", "k" (Pesci *et al.*, 2007).

Le teorie etiopatogenetiche in merito alla balbuzie sono molte e raggruppabili in organiciste, psicogenetiche e foniatriche. I fattori incidenti si riconoscono nell'ereditarietà e in microlesioni encefaliche che possono dar luogo a sintomi di rigidità o alla comparsa di movimenti involontari o, in generale, a disturbi della funzione motoria, a disritmie elettroencefalografiche, alterazioni vestibolari, del sistema neurovegetativo o del meccanismo respiratorio, lateralizzazione incerta e mancinismo contrariato, immaturità dei sistemi di moto, ritardo dell'evoluzione del linguaggio, alterazione del *feedback* uditivo-parola, stress emotivo traumatico, *shock* violenti possono inoltre essere implicabili a problemi relazionali, alla scarsa disponibilità e ad azioni giudicanti da parte dell'*entourage* familiare. Tanti possibili aspetti onto e socio-genetici cui se ne aggiungono molti altri che potranno essere rilevati durante l'anamnesi familiare patologica remota e prossima e che obbligano ad indugiare nel richiedere se nei consanguinei esistono altri casi di balbuzie, o ritardi, o altri disturbi di linguaggio e se il soggetto fa parte di una gemellarità monocoriale o bicoriale. È necessaria anche una indagine su malattie pregresse di tipo neurologico (atetosi, affezioni striopallidiali, corea di Hungtinton, epilessia), su cause prenatali quali alcolismo e sifilide, e post-natali quali encefaliti, traumi cranici, tossicosi, meningiti.

Con una anamnesi patologica si indagherà sull'epoca dell'insorgenza della balbuzie, sulle situazioni nelle quali appare con maggiore frequenza e sui sintomi concomitanti. Un obbligo nel conoscere l'altro che, se vogliamo raggiungere obiettivi significativi, impone indagini articolate, indispensabili per potersi introdurre in scelte operative mirate ad un intervento di aiuto che si presenta necessariamente complesso.

Dunque l'esplorazione diagnostica per essere accurata e approfondita non si può limitare ai soli disordini nell'emissione della parola, quali i prolungamenti, le ripetizioni, o una combinazione degli uni con gli altri né agli arresti, o a verificare l'accelerazione del flusso che dà vita al fenomeno della precipitazione o se l'intensità della voce manifesti o meno energie di convinzione o di fermezza e se, per questo, il soggetto utilizza diverse altezze tonali con mutazioni in prosodia e accento, e neppure ad una definizione del tempo occorrente perché il pensiero si attivi, o ad accertarsi se la persona tende a sviluppare e rafforzare la nitidezza della parola (calcare sulle parole). A queste analisi si dovranno aggiungere quelle sulla verifica dell'esistenza di movimenti bruschi, di disordini nei movimenti respiratori e di "fame di aria", di un senso di soffocamento, tese a rilevare se il soggetto ha un buon sollevamento toracico, se presenta spasmi diaframmatici, se la respirazione è addominale o toracica, se l'emissione e la distribuzione di aria è irrazionale e quindi irregolare o frammentaria, nonché il grado di verticalizzazione e le posture che abitualmente assume. La ricerca però non può esaurirsi qui. Basti pensare ai tentativi di distrarre l'attenzione dal disturbo e quindi a tutti i movimenti parassitari, le sincinesie dell'orbicolare dell'occhio, i movimenti ticcosi, le turbe vasomotorie, le embolofrasie e perciò gli irrigidimenti, le contorsioni, gli spasmi muscolari del viso che si traducono in smorfie dolorose e a volte grottesche, gli spostamenti del capo in tutte le direzioni, le brusche contrazioni delle palpebre e della fronte con espressioni di ammiccamento, di corrugamento o di aggrottamento, le smorfie della bocca, la dilatazione delle pinne nasali o l'aspirazione nasale forzata (*reniflement*), l'arricciamento del naso, la congestione del collo e del viso con turgore più o meno evidente delle vene, la salivazione e la sudorazione abbondanti, gli atti di deglutizione a vuoto, il lisciarsi i capelli, il battere il piede a terra, ecc. Così è pure doveroso verificare l'esistenza di *starters* ("mmm", "uhh", "dunque", "vede", ecc.), la presenza di sospiri prima di ogni frase e parola, la capacità organizzativo-respiratoria, il dinamismo respiratorio, il ritmo e la frequenza.

Si tratta, insomma, di ascoltare e di leggere tutte le variazioni vulcanologiche e le diversità geografiche significanti lo stato di sofferenza della persona con balbuzie, inserire nel quadro di insieme il linguaggio non già considerato come il suono di un solo strumento, bensì come mezzo di comunicazione complesso, un'orchestra in cui si armonizzano ai suoni del verbale il mimo e il gesto, la prossemica e la posturalità e che richiedono di essere studiati, letti, analizzati; è necessario inoltre sapere se il soggetto è capace di sostenere col gesto e il mimo l'azione verbale, se promuove gesti con la testa, se esistono moti di flessione o di inclinazione del corpo, se è la mano o se sono le dita a contribuire alla melodia, se il volto esprime o meno sentimenti di meraviglia, di gioia, di fermezza, di paura (Pesci, 1991; Pesci *et al.*, 2007).

Dall'indagine scopica e dall'esame obiettivo si dovranno individuare il disordine articolatorio, i caratteri fisici del linguaggio – se si presenta monotono e qual è l'indice di frequenza delle parole nell'unità di tempo –; si dovranno considerare i caratteri strutturali, ossia le informazioni sul grado di sviluppo raggiunto (parola-frase, pre-concetto, concetto) per poi provvedere ad una lettura dei caratteri funzionali tesa alla valutazione dell'egocentrismo e della socializzazione e a definire l'interferenza di cause organiche e psicodinamiche, il potenziale intellettivo e la struttura della personalità, la presenza di ansia, di timidezza, inibizione, emotività, facile suggestionabilità, impressionabilità, scarsa capacità di adattamento, atteggiamenti ipocondriaci e fobici, labilità neurovegetativa.

Presentazione e anamnesi

Un giovane di diciassette anni, Giacomo, frequentante il liceo scientifico, si presenta al nostro Centro per una balbuzie. Al primo incontro è accompagnato dalla madre, quarantenne, e dal padre sessantenne. Entrambi i genitori sono laureati e rivestono ruoli di prestigio. Appaiono come una famiglia molto coesa e di uno *status* socio-economico elevato. Giacomo ha anche un fratello più piccolo che sta terminando la scuola primaria.

Sollecitato dalla madre, il ragazzo inizia a raccontare la sua storia manifestando fin da subito una balbuzie mista tonico-clonica con ripetizioni di fonemi e sillabe con note tachilaliche. Riferisce che fino alla seconda media ha praticato arti marziali, attività che lo ha visto ottenere ottime prestazioni; attualmente frequenta la palestra, ma senza continuità; ci racconta che per tutto il periodo delle classi medie era considerato tra gli "eccellenti" e che la scuola è sempre stata da lui vissuta con una certa tranquillità fino a quando, il primo anno di liceo, per continue sostituzioni degli insegnanti, ha iniziato a perdere interesse e motivazione; termina dicendo: "Sono sfiduciato". Da due anni si sente "stressato", spesso soffre di mal di stomaco con bruciori e acidità e al mattino ha sempre una sensazione di nausea, sintomi che sia lui che i genitori attribuiscono allo stress. Inoltre in questi ultimi due anni si addormenta con difficoltà, sta sveglio fino a tardi "per la scuola e per il resto", dorme meno ore di prima e dorme male. Attribuisce questo mancato riposo ad uno "stress fisso".

La disfluenza, da sempre presente, pur latente e lieve, è "scoppiata" dopo un'estate passata in Inghilterra per una vacanza-studio all'inizio della seconda superiore. Giacomo non sa definire la causa dell'insorgenza di una difficoltà così accentuata. Non gli sembra che possa essere attribuita né alla scuola né al viaggio, che considera di secondaria importanza.

Negli incontri successivi, senza la presenza dei genitori, il ragazzo continua la sua narrazione con una disfluenza meno incipiente, ma con accentuate rigidità corporee nel sostare su eventi che lo colgono emotivamente. I rapporti sentimentali registrano tante storie e una relazione che durava da otto mesi è cessata un mese prima che venisse al Centro. Oggi la disfluenza rispetto a due anni prima è più intensa a causa di "un accumulo di stress dovuto forse ad una serie di delusioni affettive". In casa ogni tanto ci sono dei conflitti "non influenti" che si sono però accentuati nel tempo; è seguito "in modo corretto" dai genitori che definisce "molto complici con me". La disfluenza si manifesta nei momenti di maggiore disagio emotivo, principalmente durante le interrogazioni, specie in presenza di "alcuni professori" e durante la lettura ad alta voce in presenza di altri, "da solo leggo senza disfluenza", un termine accolto assai favorevolmente e da Giacomo ampiamente utilizzato.

Approfondimenti diagnostici

L'osservazione e l'esame clinico consentono di rilevare tensionalità diffuse e rigidità, specie nelle aree del trapezio, difficoltà nell'equilibrio statico e dinamico, precipitazione verbale e una dominanza sinistra. Buona la capacità mnestica e di inseguimento oculare, sufficienti le capacità organizzativo-ritmiche. La frequenza respiratoria è di 21 atti al minuto, poco sopra la media; la respirazione è toracica e l'emissione dell'aria, pur presentando delle irregolarità, è accompagnata da spasmi diaframmatici senza traccia di movimenti bruschi e accentuati.

Per integrare tutti i dati raccolti, la diagnosi è stata approfondita con la proposta di una batteria di test, tra cui i Test grafici dell'Albero (BaumTest), della Figura Umana (Draw a Person Test) e della Casa e MMPI-2 (Minnesota Multiphasic Personality Inventory-2), i cui risultati vengono esposti qui di seguito.

Test grafici

Il giovane manifesta un'attenzione alla sfera affettiva e relazionale con un modello genitoriale dominante materno che sembra vivere come protettivo; si mostra insicuro, centrato su se stesso, in ansia per il timore di doversi staccare dal rapporto primario. Si rintracciano una tendenza alla testardaggine, immaturità affettiva e la percezione di essere qualcosa che deve nascere. Il soggetto dichiara un senso di diffusione interna, un radicamento scarso e la presenza nella sua storia di una ferita non del tutto rimarginata. Sente di essere scarsamente in grado di produrre pensieri e idee. Si sente vulnerabile e manifesta difficoltà ad accettare i cambiamenti, ha la tendenza a controllare ogni situazione, a ripiegare su se stesso nel tentativo di non vedere la realtà circostante. Ipersensibile, non sempre è capace di condurre fino in fondo l'attività intrapresa a causa di paure e ansie. È presente una forte tensione trattenuta, un freno ai propri impulsi, un senso di debolezza fisica e psichica, di inferiorità e il bisogno di essere sostenuto. Il ragazzo rintraccia i suoi punti di forza nella responsabilità e nell'intelligenza (Figura 15, Figura 16).

Figura 15

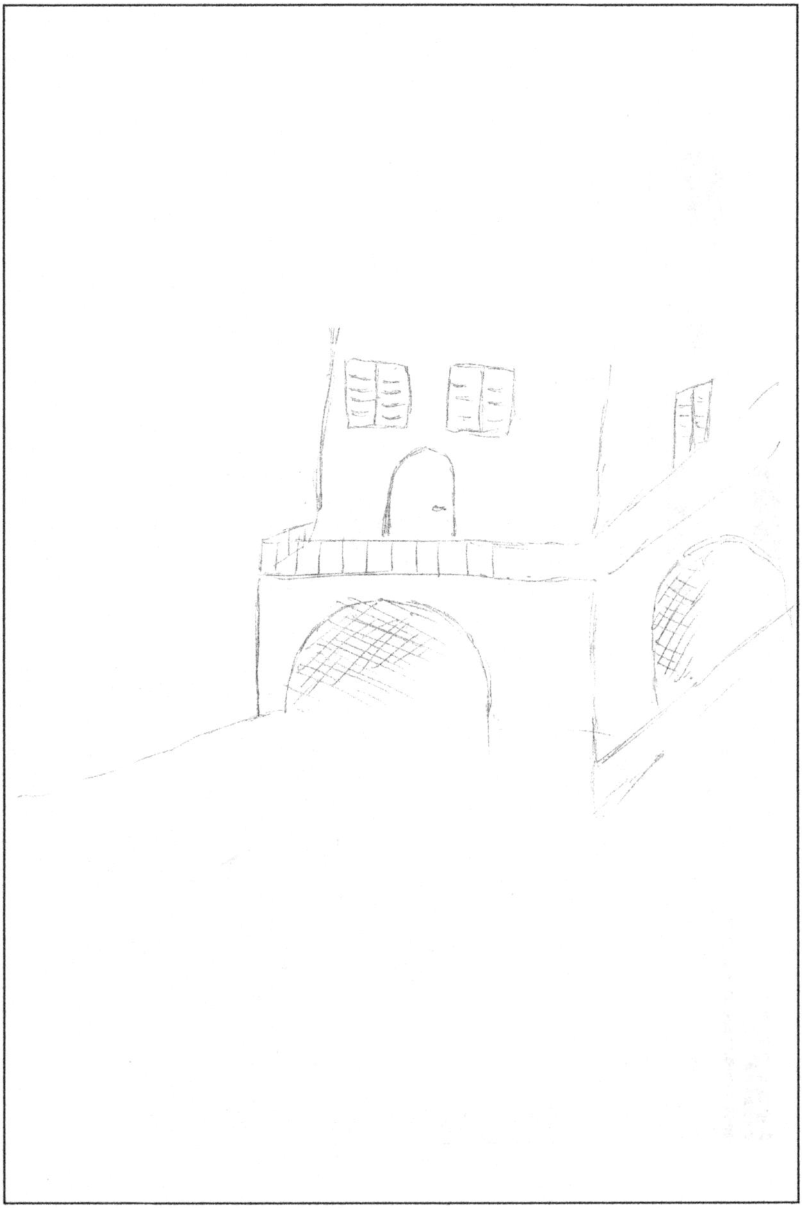

Figura 16

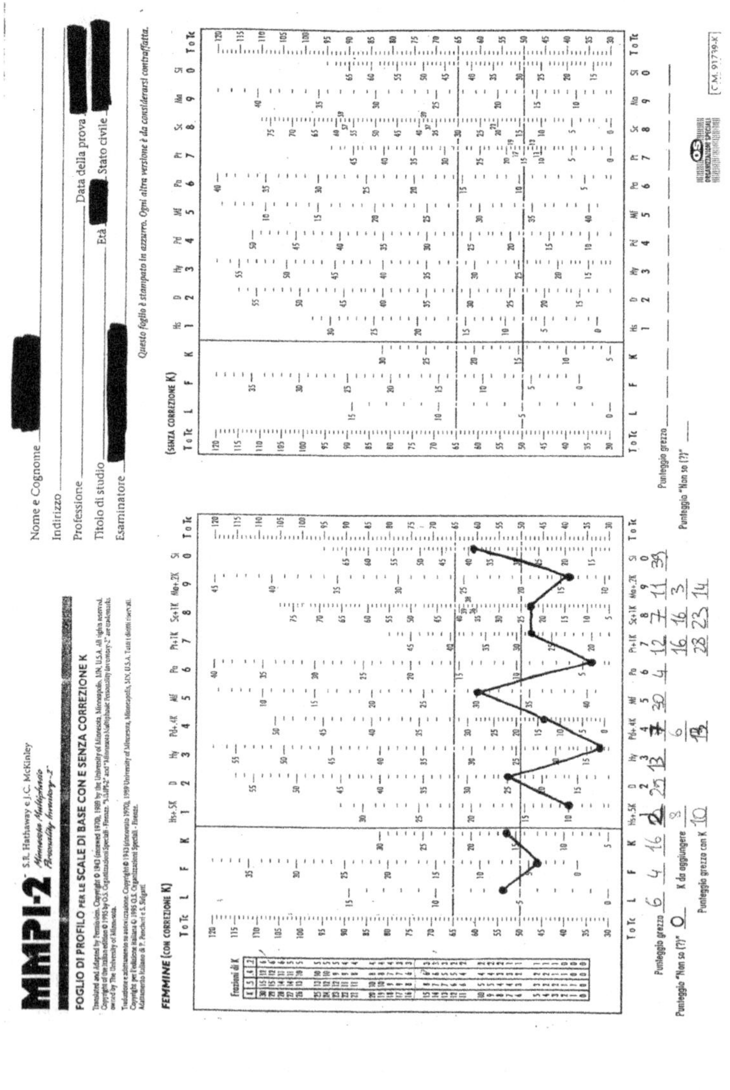
MMPI-2
S.R. Hathaway e J.C. McKinley
FOGLIO DI PROFILO PER LE SCALE DI BASE CON E SENZA CORREZIONE K
FEMMINE (CON CORREZIONE K)
(SENZA CORREZIONE K)
Nome e Cognome [redacted]
Indirizzo
Professione
Data della prova [redacted]
Titolo di studio
Età [redacted]
Stato civile [redacted]
Esaminatore [redacted]
Punteggio grezzo
Punteggio "Non so (?)"
K da aggiungere
Punteggio grezzo con K
Questo foglio è stampato in azzurro. Ogni altra versione è da considerarsi contraffatta.
C.M. 91739-K

Figura 17

MMPI-2 (Codice: 1395627480FLK)

Il profilo si presenta valido. Il soggetto manifesta una forte tendenza alla somatizzazione con disturbi legati a sintomi fisici e lamentele somatiche (alimentazione, sonno, dolori al torace...) che sembrano indicare una richiesta di attenzione. Si osserva altresì una tendenza alla conversione somatica con eccessivo controllo sulle proprie emozioni e la presenza di difese rigide. La personalità è immatura, egocentrica, psicologicamente non sofisticata, il giovane appare passivo e pauroso nei confronti di situazioni e persone. Manifesta di essere immaturo, dipendente, critico, esigente ed ipercontrollato. C'è una possibile carenza di *insight*, una relativa difficoltà nel controllo degli impulsi con attitudine all'iperattività. Si notano sintomi evidenti di ansia acuta con propensione all'ostilità e a condotte aggressive, si evidenzia una inclinazione ad avere problemi connessi all'uso di sostanze stupefacenti. Da indagare la motivazione al cambiamento e al trattamento come discriminante prognostica per il buon esito dell'intervento (Figura 17).

Intervento clinico

Tenendo conto delle necessità del giovane e verificata la disponibilità al dialogo tattile, il percorso clinico ha previsto un'iniziale esperienza contrattiva e decontrattiva muscolare del metodo Jacobson (Jacobson, 1952; Wolpe, 1958), seguita da attività ritmico-respiratorie e dinamico-gestuali esperite nello spazio come spinte effettuate da vari settori corporei in tutte le direzioni, accompagnate o meno da esposizioni verbali, immaginando di dover raggiungere mete sempre più distanti. Alle prime iniziali esperienze ne sono seguite altre al fine di organizzarsi cineticamente e ritmicamente, trovando conferma delle proprie capacità espositive e produttive, nel tracciato rappresentato su lavagna bianca a parete, in modo da promuovere e far vedere nel tempo l'espansione del sé attraverso l'occupazione dello spazio grafico, tra cui emissioni di suoni tracciati con gestualità più o meno ampie, avvalendosi di linee curve, rette, spezzate, ecc. nelle varie direzioni dello spazio in libertà. Le stesse esperienze sono state condotte successivamente utilizzando parole e frasi espresse con diverse modulazioni tonematiche coniugate a linee tracciate con cambi di direzione, con spostamenti laterali o in alzata-caduta, ecc. In tempi successivi ci siamo avvalsi di una scrittura in corsivo, facendo tracciare inizialmente simboli alfabetici, pronunciando i suoni corrispondenti e gradualmente delle parole. Questa stessa esperienza è stata realizzata in campo vuoto senza l'ausilio tracciante.

Una particolare attenzione è stata rivolta alla respirazione, dando la possibilità al soggetto di raggiungere e far proprio un dinamismo respiratorio regolare per poi inspirare, mantenere l'apnea ed espirare con emissione di vocalizzi di volta in volta diversi realizzati con tonalità alta, media o bassa. Tra le attività più consuete abbiamo tenuto presente anche esperienze di *lettura con l'ausiliario ritmico* (leggere un brano camminando, ad esempio, con passo fluido e scandendo ad ogni passo una parola oppure battendo una mano sul tavolo o ancora tamburellando con il piede o con un dito della mano), o *in differenti posture* (leggere un brano sostando ad esempio raccolti ad uovo comprimendo la cassa toracica, con lo scopo di sentirsi, di vivere con forza l'emissione sonora e vibratoria). Oltre a queste prime opportunità esperienziali, per affrancare Giacomo dalla disfluenza ne sono state utilizzate anche altre assai più caratterizzanti, innovative, di cui alcune essenzialmente nuove. Abbiamo tenuto conto degli orientamenti della Dinamica Cinesico Gestuale che si basa sull'*espressività corporea, sul mimo, il gesto* e su una intensificata espressività facciale, in grado di promuovere un processo comunicativo non verbale a sostegno dei significati di scambio relazionale-elocutorio-verbale. Una dinamica che permette di vincere la scotomizzazione tra i segnali verbali e non verbali, di diventare più sensibili ai più sottili segnali informatori e più capaci ad instaurare relazioni sociali; in più, richiede di armonizzare gesti e movimenti, tenendo conto anche della modulazione tonematica in relazione a situazioni emotive diverse. Un'altra delle attenzioni che abbiamo tenuto ben presenti con Giacomo è la Tonematica Comunicazionale, ovvero *l'uso della voce nella comunicazione*, quella pura esigenza, quel grido inarticolato, il gemito puro, il vocalizzo senza parole, quel voler dire, quella volontà di esistere. Occasioni indispensabili per il ragazzo in avvio a vissuti raccolti dal metodo Orlic[2] (Orlic, 1967; 1970), costituito da una serie di esercizi e impostato su tre aspetti in sequenza: presa di coscienza di sé, strutturazione e integrazione di sé, espressione di sé e integrazione sociale, alimentati da movimenti, gesti e valori tonematici. Tale esperienza è stata integrata, ispirandosi al metodo CyberClinica® (Pesci, Mani, 2006), dalle espressioni psicocibernetiche, dichiarazioni che il soggetto fa a se stesso da se stesso, volte ad aumentare la stima di sé, la propria autoefficacia, la capacità di fronteggiare le situazioni esterne e interne e a fornire un'intima sicurezza e stabilità. Tali dichiarazioni sviluppano il loro valore stimolatorio, specie se sono espresse a seguito di *tracciati tradotti nel simbolismo della polarità e della direzionalità*, caratterizzati dal desiderio di imporsi, muovere verso un fine, verso il successo orientati dalla voglia di ascesa, ambizione; oppure, se diversamente orientati, di apertura, di espansività. Potranno presentarsi in orizzontale verso destra o in obliquo verso il quadrante alto a destra, o anche spiraliformi e se, ad esempio, si tratta di una spirale in uscita a destra, irradiante dal centro (punto originario) con andamento centrifugo a destra, si avrà una connotazione associativa di impulso progressivo, di ottimismo, di motivazione, di ambizione. I *lanci che lasciano traccia*, realizzati con vigore, con forza e determinazione, quando sono rivolti verso l'alto vengono apostrofati con "su", "verso l'alto", "fino alla cima", "giungere sulla vetta"... oppure, se incontrano una linea orizzontale posta in alto, nel superarla daranno seguito a dichiarazioni come "superare", "andare oltre"... Tutte tracce espressivo-simboliche, che consentono di suggerire i significati di un'idea connessa con l'immagine originaria, concetto che è proprio dell'amplificazione junghiana, che permette collegamenti culturali, universali o archetipici.

Da queste esperienze l'intervento ha trovato continuità affidandosi a drammatizzazioni, immagini mentali e CaleIdeoscopie®

[2] Marie Louise Orlic, educatrice in psicomotricità.

(Pesci, 2006), in seguito a un *training* di rilassamento e poi ad una induzione ipnotica. Si è trattato di drammatizzazioni di interrogazioni scolastiche e di altre esperienze stressanti, situazioni in cui Giacomo doveva muoversi e/o parlare come se avesse avuto di fronte ora l'insegnante di italiano, ora una platea, ora un gruppo di amici. Vi sono state pure drammatizzazioni di conversazioni telefoniche, prima fatte dal ragazzo ad altri e poi ricevute, tenendo conto di una progressione, a seconda del disagio che potevano provocargli un amico, un'amica, una figura di attaccamento, l'ufficio clienti di una azienda, la segreteria didattica della scuola, un potenziale partner affettivo, ecc.

Sono state previste anche tecniche di rilassamento, seguite da immagini mentali, intese a sollecitare forze ed energie reattive per fronteggiare le situazioni relazionali più stressanti.

Per incrementare l'effetto desiderato, le esperienze condotte nel momento in cui il soggetto si trovava in relax sono state poi modificate e replicate in *trance* ipnotica con vissuti indirizzati a strutturare sicurezze e certezze nell'affrontare ogni situazione relazionale. Nel percorso di aiuto, giunti quasi al termine dell'intervento, le CaleIdeoscopie® hanno consentito di favorire efficacemente, attraverso il linguaggio simbolico, il fissaggio di messaggi significanti.

L'intervento con Giacomo si è protratto per circa un anno e mezzo e ha seguito il seguente *iter*: nei primi incontri il ragazzo ha dimostrato una buona motivazione al cambiamento e alla *compliance*, anche se non ha nascosto note di preoccupazione in merito al futuro, a cosa sarebbe potuto accadere se questo "problema", come lo ha chiamato lui, fosse persistito e quali conseguenze avrebbe avuto sulla sua vita personale, sociale e familiare. Il richiamo a questa realtà gli era stato offerto dal fratello minore il quale, ogni tanto, mentre parlava con lui, gli faceva notare la sua disfluenza, prendendolo in giro a volte interrompendo la conversazione, alzandosi e andandosene affermando: "Vai vai… me lo dici domani mattina!". Un atteggiamento che non era facile per i genitori poter contenere. Col procedere dell'intervento, in ragione dei primi cambiamenti nell'esposizione verbale, che si presentava relativamente più fluida, Giacomo affermava di sentirsi più sicuro nella sua vita di tutti i giorni, anche il fratello aveva cambiato atteggiamento e il clima familiare era più sereno.

Dopo quattro mesi di lavoro si sono registrate, stando ai racconti del giovane, minori manifestazioni somatiche (nausea e bruciori), sebbene fossero ancora presenti problemi nell'addormentamento, infatti Giacomo continuava ad addormentarsi sempre tardi. Il suo corpo si presentava meno coartato dalle note di tensionalità e in maggiore apertura, ma permanevano ancora delle rigidità.

Da una verifica clinica effettuata a metà del percorso di intervento, abbiamo evidenziato che le tensioni corporee erano in notevole abbassamento e si registrava un ritrovato benessere personale, connotazioni confermate da Giacomo che affermava di riuscire finalmente ad addormentarsi "senza pensieri" e ad un'ora consona per poter riposare bene e svegliarsi la mattina con energie sufficienti ad affrontare la giornata.

Gli amici gli avevano fatto notare che la sua disfluenza era diminuita e che adesso parlava con più sicurezza e padronanza: "Non mi sto mai zitto!". Nel frattempo aveva incontrato una ragazza, da lui descritta come interessante, carina, con cui si trovava a suo agio ed era emozionalmente tranquillo e con la quale gli sarebbe piaciuto instaurare una relazione.

Una maggiore abilità espositiva nel contesto ansiogeno della scuola, davanti a professori e compagni, è stata raggiunta con gradualità in un anno, contemporaneamente al lievitare della sicurezza personale, della forza e fiducia in se stesso. A testimonianza del successo ottenuto, Giacomo non si era sentito più giudicato durante le interrogazioni affrontate con un timore ritenuto da lui "appropriato" e i risultati, "a parte in matematica", erano migliorati. Ha commentato così questo cambiamento: "… Studiavo molto prima, ma anche se sapevo una cosa poi non riuscivo a dirla a causa della balbuzie e per questo mi beccavo l'insufficienza. Ora sono in grado di far capire ai professori se ho studiato o no!". Pure l'insegnante di educazione fisica gli aveva fatto notare quanto fosse migliorato nella pallavolo "anche se mi manca qualche centimetro". I genitori, in uno dei nostri ultimi incontri, hanno espresso la gioia di vedere il loro figlio cambiato, maggiormente comunicativo, un figlio che “fa sentire la sua voce”.

Giacomo ha ripreso le arti marziali che tanto lo appassionavano, a cadenza settimanale, è stato accolto con gioia dai ritrovati amici e il fratello si è adattato a questo suo mutamento cessando le canzonature e le frasi deridenti.

Dopo circa un anno e mezzo, constatati i successi ottenuti durante il percorso terapeutico e i ritrovati e consolidati equilibri, lo abbiamo accompagnato alla fine del percorso clinico.

Bibliografia

Jacobson E., *L'arte del rilassamento*, Roma, Gherardo Casini, 1952.

Oms, *ICD-10: Decima revisione della classificazione internazionale delle sindromi e disturbi psichici e comportamentali.*

Orlic M.L., *L'éducation gestuelle*, Paris, ESF, 1967.

–, *L'educazione gestuale*, Roma, Armando, 1970.

Pesci A., Pesci G., *L'espressione verbale*, Firenze, Edizioni Scientifiche ISFAR, 2007.

Pesci G., *Difficoltà di linguaggio e integrazione scolastica*, Roma, Bulzoni, 1991.

–, *CaleIdeoscopie*, Firenze, Edizioni Scientifiche ISFAR, 2006.

Pesci G., Mani M., *CyberClinica: affermazioni positive per l'autosviluppo*, Firenze, Edizioni Scientifiche ISFAR, 2006.

Wolpe, J., *Psychotherapy by reciprocal inhibition*, Stanford, Stanford University Press, 1958.

Capitolo VII

SARA, IL CIBO E IL CORPO

Premessa

Nell'adolescenza, i cambiamenti che danno una nuova forma al proprio aspetto fisico possono essere accolti e vissuti in maniera diversa in base alle proprie peculiarità. Insieme al cambiamento psicofisico, all'aumento del grasso corporeo, alla comparsa dei caratteri sessuali secondari, allo sviluppo dell'identità personale, spesso può subentrare l'insoddisfazione verso il proprio corpo e si manifesta un conflitto con il proprio ideale. Molto significativi in questo delicato momento risultano essere gli ideali, i valori della cultura di appartenenza e i mass media, che nel delineare lo standard di bellezza condizionano la persona fino ad alterarne la percezione di sé, con una incidenza assai significativa specie nelle abitudini alimentari (Hargreaves, Tiggemann, 2003a; 2003b). I rapidi cambiamenti somatici e le pressioni sociali inducono i giovani a porre una maggiore attenzione al proprio aspetto, considerato parte integrante della propria identità. In alcuni casi le trasformazioni sono accolte in modo disagiante e vissute con sofferenza e vergogna, e possono sfociare nel desiderio di dimagrire o modellare il corpo fino a ingenerare abitudini scorrette o veri e propri disturbi alimentari tali da necessitare dell'attenzione degli specialisti. L'adolescenza è importante dunque anche nella definizione e nella stabilizzazione delle abitudini alimentari; l'alimentazione, ricca di elementi sociali, religiosi, emotivi e simbolici, si svolge d'altra parte in un contesto interazionale che facilita l'investimento di molteplici valenze psicologiche.

È con la definizione "Disturbi del comportamento alimentare" che si fa infatti abitualmente riferimento ai disagi caratterizzati da un alterato rapporto con il cibo e con il proprio corpo; tali disturbi sono assai frequenti nella nostra epoca in cui la rilevanza dell'immagine induce a dare valore all'apparenza esterna trascurando l'importanza dell'identità interiore. In tale contesto, la valutazione delle persone si concentra esclusivamente sul peso e sull'aspetto fisico strutturando un'alterata valutazione del corpo e delle sue forme, cui si associa la sensazione di essere grassi e brutti, quindi socialmente non accettabili, e la convinzione, forte come un credo, che solo se si riuscirà ad essere abbastanza magri, si potranno anche affrontare le sfide della vita, come trovare un partner, un lavoro gratificante, avere degli amici, essere ammirati, ecc., condizione che può influenzare molto negativamente l'autostima.

I problemi alimentari che la nosografia distingue come disturbi che riguardano l'aspetto mentale sono principalmente due: l'anoressia nervosa e la bulimia nervosa. Pur consapevoli della limitatezza delle categorie etichettanti e del riduzionismo che porta a sminuire la pienezza del bagaglio esperienziale di vita che ogni persona ha dentro di sé, riportiamo le rispettive definizioni e i criteri diagnostici, con il solo scopo di far conoscere e fornire al lettore una descrizione di comportamenti e sintomi che aiutano gli specialisti della salute a tratteggiare un quadro di somiglianza per situazioni comunque molto diverse tra loro (Garner, 1988).

L'anoressia nervosa è caratterizzata da una restrizione dell'alimentazione dovuta ad un'eccessiva preoccupazione per il peso e le forme corporee che si esprime in una continua e ossessiva paura di ingrassare e nella ricerca della magrezza. È una condizione che, sebbene conosciuta fin dai tempi antichi, è stata descritta solo nel 1873 da Lasegue come "anoressia isterica" e nel 1874 da Gull come "anoressia nervosa".

I criteri diagnostici per l'anoressia nervosa codificati dal Manuale Statistico Diagnostico dei Disturbi Mentali (DSM-IVR) (APA, 2002) sono:

- Riduzione del peso al di sotto dell'85% del normale peso corporeo per altezza ed età: tale decremento è solitamente ottenuto mediante una dieta rigida, associato a condotte di eliminazione (vomito autoindotto e uso di lassativi o diuretici) ed eccessiva attività fisica.
- Intensa paura di ingrassare che non si attenua con il decremento ponderale, per cui vi è una continua ricerca fanatica della magrezza.
- Percezione distorta dell'immagine del proprio corpo: anche quando si è emaciati si afferma di essere sovrappeso, si misurano ossessivamente il peso corporeo e le dimensioni delle diverse parti del corpo con occhio ipercritico. Il livello di autostima è strettamente correlato con la perdita di peso e quindi con la magrezza.
- Nei soggetti di sesso femminile l'eccessiva perdita di peso porta all'amenorrea (assenza o irregolarità del ciclo mestruale).

Il DSM-IV distingue due tipologie di anoressia nervosa, quali il sottotipo con restrizioni, il cui decremento ponderale è dovuto a restrizioni alimentari e il sottotipo con abbuffate/condotte di eliminazione.

L'anoressia è presente in modo pressoché uniforme in tutte le classi sociali e coinvolge prevalentemente il sesso femminile (*sex ratio* 9:1), anche se negli ultimi anni si assiste ad un incremento del fenomeno anche nella popolazione maschile.

Il problema si manifesta maggiormente fra i 12 e i 25 anni, con una frequenza maggiore fra i 13 e i 16 anni, ma il *range* di età si sta ampliando.

La bulimia nervosa è invece caratterizzata da un consumo rapido di enormi quantità di cibo e da comportamenti compensatori estremi, quali vomito, digiuno o attività fisica. Come per le persone con anoressia nervosa, la propria autostima dipende fortemente dal mantenimento del peso corporeo. Il soggetto si considera "grasso" anche quando il peso è relativamente normale (Thompson, 1990). Le crisi bulimiche avvengono quasi sempre in solitudine, poiché si prova vergogna per le proprie abitudini alimentari, e possono essere indotte da stress, preoccupazioni relative all'aumento ponderale, isolamento, ecc. Durante queste crisi la persona ha la sensazione di perdere il controllo della quantità di cibo ingerita: in un'abbuffata (periodo inferiore a due ore) di norma si ingeriscono da 2000 a 4000 calorie, spesso di più di quanto un individuo normalmente assume in un'intera giornata. Alla fine dell'abbuffata emergono sensazioni di disgusto e disagio, accompagnate dalla paura di incrementare il proprio peso e può subentrare perciò la condotta di eliminazione: vomito autoindotto, uso di lassativi e diuretici, digiuno ed eccessiva attività fisica (Garner, 1988).

I criteri diagnostici secondo il DSM-IV-R sono:

- Ricorrenti episodi di abbuffate compulsive. Un'abbuffata compulsiva è definita dai due caratteri seguenti: mangiare, in un periodo di tempo circoscritto (per esempio nell'arco di due ore), una quantità di cibo che è indiscutibilmente maggiore di quella che la maggior parte delle persone mangerebbe nello stesso periodo di tempo in circostanze simili; un senso di mancanza di controllo sull'atto di mangiare durante l'episodio (per esempio sentire di non poter smettere di mangiare o di non poter controllare cosa o quanto si sta mangiando).
- Frequenti comportamenti di compensazione volti a prevenire l'aumento di peso, come vomito autoindotto, abuso-uso improprio di lassativi, diuretici o altri farmaci; digiuno o esercizio fisico eccessivo.
- Ricorrenza almeno bisettimanale delle abbuffate compulsive e dell'utilizzo improprio di mezzi di compenso.
- Valutazione di sé inappropriatamente influenzata dalle forme e dal peso del corpo.
- Il disturbo non si riscontra soltanto nel corso di episodi di anoressia nervosa.

Il DSM-IV distingue due sottotipi di bulimia, quello con condotte di eliminazione e senza condotte di eliminazione: in quest'ultimo caso i soggetti tendono ad avere un maggiore peso corporeo rispetto a quelli del primo tipo e hanno crisi bulimiche meno frequenti.

La bulimia è presente nell'1-3% della popolazione femminile in età a rischio. Proprio per la caratteristica di avere un peso nei limiti della norma non è di facile identificazione. Tende ad essere più frequente nella popolazione femminile di solito tra i 12 e i 25 anni, con un picco di insorgenza verso i 18-19 nelle grandi aree urbane rispetto alle zone rurali.

Al di là dei criteri diagnostici statistici, le caratteristiche (atteggiamenti, comportamenti, aspetti relazionali, cognizioni, emozioni, tratti di personalità, ecc.) che più spesso si riscontrano nelle persone con disturbi alimentari sono l'incapacità a sopportare e considerare, per una struttura interna rigida e poco flessibile, i sentimenti, le emozioni più dolorose e la dipendenza dall'esterno. L'autorità e il giudizio altrui hanno un'importanza notevole e fondamentale alla definizione di sé, vi è pertanto il bisogno di compiacere, di far contenti gli altri e di ricevere *feedback* riguardo alla propria corporeità e ai propri risultati. Allo stesso tempo ci può essere una volontà di non crescere, rimanendo piccoli, alimentata e assecondata dalla famiglia; ne è un esempio l'amenorrea che, pur conseguente ad un forte dimagrimento, esplicita la negazione della propria adultità. In questo contesto la sessualità è vissuta come una violazione intrusiva e viene spesso negata.

Le persone con disturbi dell'alimentazione appaiono frequentemente tiranniche e controllanti nei confronti della famiglia e di se stesse, critiche ed esigenti fino alla minaccia di abbandono o al fallimento completo nel caso non si raggiungano gli obiettivi di eccellenza (per esempio il successo scolastico). Le rappresentano ulteriormente una forte aggressività e una notevole competitività distruttiva con gli altri; il "fare per dimostrare" si sostituisce al pensare e al sentire; c'è una incapacità a riconoscere i segnali biologici di fame-sazietà, una tendenza a interpretare i segnali emozionali (ansia, insoddisfazione, noia, ecc..) come indizi di fame, una percezione errata del rapporto fame-alimentazione, alimentazione-aumento ponderale, un'immagine del sé corporeo come obeso, una percezione irrealistica dei cambiamenti di peso con la tendenza a percepirsi sempre in eccesso ponderale, unita a sensazioni di estraneità al proprio corpo, considerazioni estetiche negative sul proprio aspetto corporeo, senso personale di incapacità nel decodificare i propri stati interni, le proprie sensazioni ed emozioni; si ha difficoltà a costruire i comportamenti ed i sentimenti altrui (costruzioni vaghe e fantastiche) e a comprendere il perché delle cose e le relazioni di causa-effetto.

Per quanto riguarda la famiglia, di solito, concentrandosi soltanto sugli aspetti dell'alimentazione/nutrizione, fa di tutto per vedere mangiare il componente che soffre del disagio, che spesso viene, così, utilizzato all'interno del nucleo familiare per creare delle alleanze e delle triangolazioni piuttosto che delle relazioni aperte. La comunicazione dei genitori, specie durante le esperienze precoci, è solitamente frammentaria, imprecisa e contraddittoria, caratterizzata da scarsità dei contatti fisici e assenza di manifestazioni affettive, comportamenti intrusivi e mancanti di sintonia, propensione a definire costantemente i bisogni primari (fame-sazietà, caldo-freddo, ecc.) indipendentemente dai segnali che vengono inviati e dai reali bisogni. Nonostante questo vi è una tendenza a presentarsi come padri o madri completamente dediti alla cura della prole.

La figura materna spesso si delinea come dominante, controllante in generale ed in particolare nel comportamento alimentare; attribuisce grande valore all'aspetto fisico, con atteggiamenti adolescenziali, ponendosi in competizione con il/la figlio/figlia. La figura paterna, di solito, è percepita nell'infanzia come forte, significativa e di riferimento, ma diviene, nell'adolescenza, fonte di delusione per il rifiuto di contatti fisici a causa di paure sessuali, per la trasformazione dell'immagine del/della figlio/figlia, per l'alleanza con la figura materna o il possibile abbandono della famiglia.

Sul piano corporeo le manifestazioni più frequenti del disturbo sono: indebolimento nell'elaborazione dei processi di percezione, decisionalità, rappresentazione, fino alla perdita dell'intenzionalità, collegata ad un immagine di un corpo spento e rifiutato. Da questi problemi derivano reazioni di mancanza di disponibilità corporea e della fiducia fondamentale nell'efficacia dell'azione corporea sul mondo. Il cibo, come unico despota e tiranno, domina a livello interpersonale e intrapersonale, bloccando ogni altro aspetto di investimento successivo. Persino avanzare nel processo di assimilazione, tenere dentro di sé una cosa distrutta risulta impossibile ed il vomito è spesso l'unica fonte di sollievo, col tentativo di rendere non avvenuto il fatto, negando la sequenza temporale dell'alimentarsi e poi svuotarsi.

Qui di seguito viene presentata una giovane di diciassette anni che, rivoltasi al nostro Centro per una sintomatologia di tipo bulimico, ha raccontato di aver alternato nel corso della sua vita alcuni periodi con una prevalenza di sintomi riconducibili all'anoressia mentale, con altri caratterizzati da segni di bulimia nervosa; ne vengono descritte l'anamnesi e la lettura degli approfondimenti diagnostici e viene illustrato l'intervento messo in atto.

Presentazione e anamnesi

Accompagnata dalla madre, Sara viene al nostro Centro a causa di difficoltà comportamentali e alimentari. La giovane si mostra abbastanza curata, attenta ai dettagli, spigliata e curiosa. La madre è una donna ben vestita ed elegante, esile e slanciata, molto femminile nei modi, con una postura rigida e impostata; la sua stretta di mano è energica, ma sfuggente, a differenza di quella di Sara che è poco vigorosa, ma piena.

Nella stanza entra per prima la figlia, sospinta dalla madre; entrambe si posizionano nelle poltroncine in modo parallelo l'una all'altra, distanziandosi leggermente dal tavolo posto davanti a loro. Il padre non è presente per impegni di lavoro.

Dall'analisi osservativa effettuata durante il primo incontro in presenza della madre, emergono già le prime informazioni sulla storia di Sara: il suo percorso scolastico è stato caratterizzato da buoni successi nonostante fosse soggetta, fin dalle scuole elementari, ad impegni di studio gravosi, per i quali, come dichiara lei stessa "a volte piangeva". La madre conferma, affermando che la figlia ha avuto "un'infanzia rubata" (otto ore al giorno a scuola e come minimo quattro ore di studio individuale a casa). Emerge inoltre che fin da piccola è sempre stata determinata e intransigente. Attualmente frequenta il primo liceo classico con buoni risultati, anche se, come lei stessa riconosce e come le rimproverano gli insegnanti, "potrebbe fare di più"; del resto afferma di dedicare assai poco tempo allo studio. La mamma dichiara che la figlia "non ha regole", fa un uso smodato del telefonino e che c'è nella sua stanza un disordine tale da indurla a dormire sul divano per il gran numero di oggetti che occupano il letto. La donna, esasperata dalla mancanza di collaborazione da parte della figlia, ha ideato, scritto, firmato e fatto firmare a Sara e al marito un "contratto" dove sono elencate le mansioni, le norme che devono essere rispettate in casa e le conseguenze delle violazioni contrattuali (per esempio vacanze annullate). Sara si oppone alla presentificazione di norme sia a casa che a scuola tanto che l'anno precedente è stata valutata con un sette in condotta.

Per quanto riguarda il comportamento alimentare, viene riferito che l'ultimo anno di scuola materna, dopo aver ascoltato un racconto sui tre porcellini, aveva deciso di non alimentarsi più con la carne, che aveva ricominciato a mangiare solo dopo cinque anni.

Durante il primo superiore, sollecitata dai comportamenti di una cugina, Sara aveva iniziato, assieme a lei, a fumare e a sviluppare eccessi nell'alimentazione; abbuffate che la portavano ad aumenti di peso cui seguivano rigide diete con conseguente e preoccupante dimagrimento.

Oggi la ragazza non partecipa ai pasti assieme a familiari o amici, mangia in solitudine e ad orari insoliti sia quando è a casa sia quando si trova fuori. Mangia di tutto, a tutte le ore, senza definizione dell'appetito e della sazietà (spesso si alza in piena notte per mangiare) e quando è a dieta si chiude in se stessa, non esce, non ha contatti con l'esterno, neppure con le amiche più vicine e, come lei stessa afferma, "non ha voglia né di sentirle né di vederle".

A questi disordini si sono aggiunti quelli del sonno, che era sempre stato molto profondo e tranquillo, ma che ora si presenta agitato e con risvegli notturni durante i quali la ragazza cerca il cibo.

Afferma che spesso quando è in compagnia di amici fa uso di alcool, un comportamento che le ha procurato anche "alcune difficoltà". Nel luglio 2005, infatti, dopo un periodo di dimagrimento con amenorrea presente già da tre mesi, a causa di un uso eccessivo di alcool e di sostanze stupefacenti, era stata ricoverata in ospedale dove le era stato riscontrato un "effetto traumatico con compromissione delle abilità percettive", un disturbo durato una settimana. Sempre nell'estate di quell'anno, era vissuta in isolamento sociale volontario e aveva raggiunto un peso di 46 Kg. (indice di massa corporea: 15). In seguito era stata seguita presso l'Unità Operativa di Pediatria dell'Azienda Ospedaliera che, dopo una diagnosi di "Disturbo del comportamento alimentare", aveva previsto una terapia farmacologia e suggerito una psicoterapia e l'aiuto di un nutrizionista. La terapia farmacologica (ansiolitici prima, antidepressivi poi) teneva in considerazione anche le manifestazioni di panico che la giovane racconta di aver vissuto qualche anno prima. Lo specialista psicologo che l'aveva seguita per tre mesi l'ha dimessa alla fine di novembre 2005, dichiarando alla famiglia, come ha raccontato la madre, che «la ragazza stava bene e che con lei non avrebbe avuto più niente da fare». La mamma riferisce invece che la figlia, al momento delle dimissioni, seguiva ancora la terapia farmacologica prescritta e che erano presenti notevoli disagi psicoemozionali e comportamentali.

A questi dati anamnestici raccolti in presenza di Sara e della madre, si aggiunge che la ragazza attualmente dice di pesare 62 Kg. (indice di massa corporea: 22) e che il rapporto madre-figlia non è arricchito da contatti corporei, presenta una scarsa disponibilità all'abbraccio e al contatto, che la mamma giustifica in modo difensivo: "A causa del suo forte puzzo di fumo". La pratica del fumo è iniziata in primo superiore, ed è molto intensa e condivisa con la cugina. All'anamnesi è seguita l'analisi dell'espressività motoria, con cui è stato possibile rilevare difficoltà nell'equilibrio, diffusa tensionalità nella distribuzione tonica e alterazione della frequenza respiratoria; l'analisi scopica ci ha offerto di cogliere una spiccata capacità elaborativa e una notevole abilità espositiva.

Approfondimenti diagnostici

Raccolti i dati anamnestici e analizzati quelli scaturiti dall'osservazione scopica abbiamo proceduto alla somministrazione di una batteria di test composta da: Test grafici dell'Albero (Baum-Test) e della Figura Umana (Draw a Person Test), Questionario Self Concept, MMPI-2 (Minnesota Multiphasic Personality Inventory- 2), TAT (Thematic Apperception Test). I risultati emersi dall'analisi e dall'interpretazione sono riportati qui di seguito.

Test grafici

Dai reattivi grafici emergono una certa inibizione, la presenza di introversione, una non adeguatezza al mondo. C'è la tendenza alla proiezione, alla spiritualità, alla fantasia. Un atteggiamento positivo all'evasione immaginativa, all'introspezione, all'interiorizzazione, all'origine del sé e a rifugiarsi nella dimensione del passato. Emergono un certo isolamento affettivo, una difficoltà nei rapporti interpersonali, un bisogno e un desiderio di controllare l'ambiente. Sono presenti note di nevroticismo. In particolare al Test dell'Albero si nota una mancanza di radicamento e di ancoraggio ai propri istinti e ai propri impulsi vitali, un Io alquanto debole per sostenere la persona, inoltre, compostezza, chiusura e tendenza all'introversione. Si rileva nella giovane una attenzione particolare alla forma e alle buone maniere.

Dalla Figura Umana emergono un desiderio di sentirsi forte e sicura, di negare l'esistenza di pensieri dolorosi e sentimenti di inadeguatezza, oltre alla difficoltà nel dominare i propri impulsi. Sono presenti sentimenti di perdita della propria autonomia e inadeguatezza sociale.

Test Self Concept (Punteggio: 174 - medio)

Si evidenzia complessivamente un valore intermedio dell'accettazione di tutti i settori, ma con note di distacco e di rifiuto di alcune zone corporee. La ragazza mostra di non gradire soprattutto quegli aspetti di sé che riguardano cosce, organi sessuali, pancia e denti.

MMPI-2 (Codice: 4318729650KFL)

Il profilo si presenta valido con un atteggiamento tipico difensivo moderato. Il soggetto appare irresponsabile, impulsivo, aggressivo, egocentrico e instabile. Mostra di mal tollerare le frustrazioni ed è presente una tendenza all'abuso di alcol o droghe. Le relazioni interpersonali sono superficiali, tende a mantenere una distanza emotiva per evitare delusioni e abbandoni. Sara mostra conflitti con i familiari e con l'autorità ed ha la tendenza a recitare ruoli. Immatura, egocentrica, tende a scaricare la propria ostilità in modo indiretto. Appare ipercontrollata e conformista. Esprime rabbia e ostilità in maniera ciclica con *acting out* violenti. Di facile irritabilità, può assumere atteggiamenti passivo-aggressivi e possibili comportamenti antisociali. Mostra mancanza di *insight*. Dal test si rileva inoltre che la giovane è altamente suggestionabile, disinibita e bizzosa. Può andare incontro ad episodi di ansia e panico improvvisi e a tentativi di suicidio.

Si mostra bloccata da molteplici sintomi e preoccupazioni somatiche e poco interessata agli altri. Dal reattivo emerge una attenzione a interessi prettamente femminili (Figura 18).

TAT

Si rilevano un bisogno di successo e di riconoscimento che si vuole ottenere a livello di realtà e frustrazione nella realizzazione personale. Emergono anche repressione dell'ag-

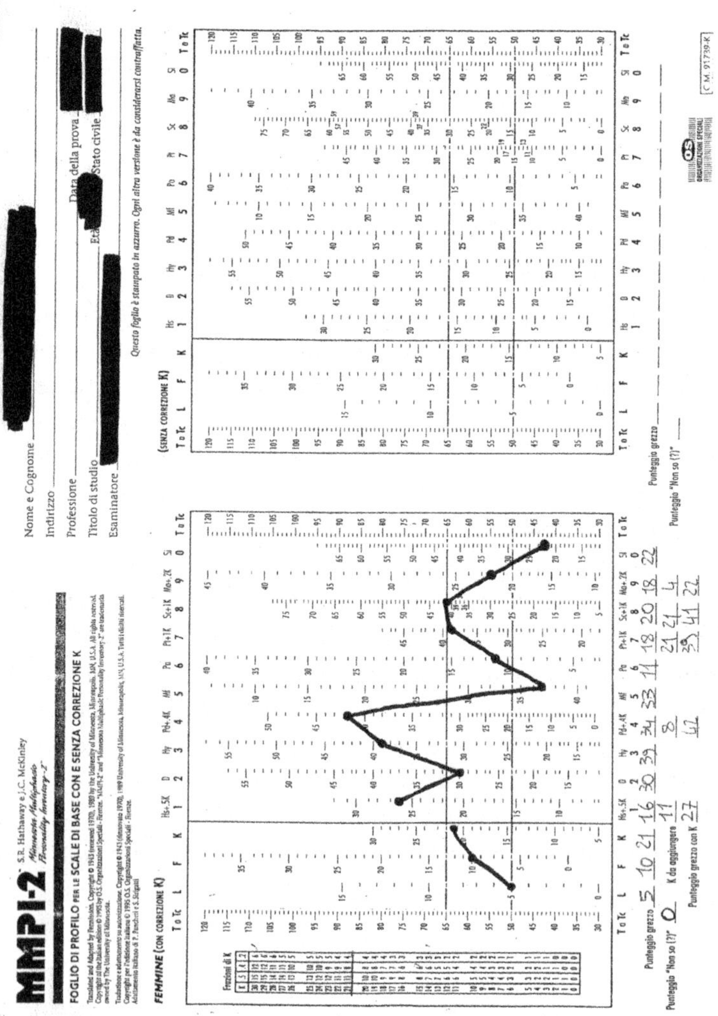
MMPI-2
S.R. Hathaway e J.C. McKinley
FOGLIO DI PROFILO PER LE SCALE DI BASE CON E SENZA CORREZIONE K
FEMMINE (CON CORREZIONE K)
(SENZA CORREZIONE K)
Nome e Cognome
Indirizzo
Professione
Titolo di studio
Esaminatore
Data della prova
Stato civile
Questo foglio è stampato in azzurro. Ogni altra versione è da considerarsi contraffatta.
Punteggio grezzo
Punteggio "Non so (?)"
K da aggiungere
Punteggio grezzo con K

Figura 18

gressività latente e negatività. Le relazioni familiari vedono il rapporto madre-figlia difficoltoso, una madre vissuta come opprimente e proibente e una figlia con atteggiamenti di fuga e ribellione, sebbene si dia immagine ad una dipendenza dalla figura genitoriale. La sessualità è immatura con una rimozione profonda della sfera sessuale e una corporeità mal vissuta. C'è tuttavia il desiderio di voler cambiare la propria situazione attuale per riappropriarsi della propria individualità e integrità personale. La ragazza vuole risolvere i problemi e manifesta una ottimistica apertura ad un futuro di maggiore serenità.

In sintesi i test hanno evidenziato un Io debole con elementi di insicurezza, immaturità, tendenza all'evasione fantastica, all'introspezione, a rifugiarsi nella dimensione del passato. Il soggetto vive la situazione esistente come sgradevole, sente che le speranze sono andate deluse e ciò le provoca un sentimento di vuoto e di inadeguatezza sociale, con difficoltà nei rapporti interpersonali, isolamento affettivo, cautela e controllo eccessivo nel donarsi. Non vuole dare troppo peso ai bisogni del suo corpo e questa repressione nel gioire della sensazione fisica, genera ansia. Impulsiva, instabile, Sara necessita di tranquillità emotiva e ha un forte bisogno di rilassarsi. Esigente nelle scelte, chiede stima come individuo eccezionale e cerca ostinatamente di realizzare i suoi scopi anche se le circostanze la costringono al compromesso.

Intervento clinico

L'intervento si è avvalso del colloquio clinico, utilizzato come strumento e come costante modalità degli incontri, con la finalità, nel caso specifico, di costruzione di una relazione significativa e di elaborazione personale di vissuti, esperienze, emozioni, ecc. Facendo appello ai racconti della ragazza e basandosi su un ascolto attivo, il colloquio è stato condotto limitando al massimo domande e interventi verbali, al fine di sollecitare il più possibile l'elaborazione spontanea e intima di Sara. Soltanto in un momento successivo si è ritenuto opportuno impiegare modalità contrattive e decontrattive muscolari per intraprendere un percorso di conoscenza ed esplorazione di Sé attraverso il corpo e, nonostante avessimo annotato una certa disponibilità al dialogo tattile, abbiamo preferito iniziare con il metodo Discover Project® verbalizzato (Pesci, Mani, 2008), inseguendo così un criterio di gradualità nell'avvicinarsi ad un contatto corporeo vero e proprio. Il Discover verbalizzato ha consentito di accedere alla relazione corporea in modo non invasivo e abituando Sara all'interazione con lo specialista con la sola mediazione della voce. La giovane ha beneficiato presto dell'abbattimento tensionale dichiarando di sentirsi "più sciolta e meno ingrucciata". Per incrementare gli effetti di riscoperta di sé, mantenendo allo stesso tempo un mediatore, abbiamo associato al Discover Project® verbalizzato il metodo Touch-Ball® (Pesci, Pesci, 2003), volto anch'esso all'abbattimento tensionale e alla conoscenza del corpo vissuto, mediati dalla palla vibrocromatica.

La risposta che abbiamo avuto da tale abbinamento di metodi è stata una accelerazione del processo di mutamento psicoemozionale e relazionale. Dopo circa quattro mesi di intervento, infatti, si è avuta una riduzione volontaria della terapia farmacologica iniziata l'anno precedente e Sara ha ritrovato una maggiore disponibilità alla partecipazione di momenti conviviali condivisi con altri.

Alla luce delle modificazioni comportamentali e relazionali in atto, si è deciso di modificare la tipologia dell'intervento proponendo il Discover Project® guidato, un'esperienza contrattiva/decontrattiva muscolare che, nel caso specifico, ha ribadito un contatto corporeo reso ancor più possibile da una maggiore vicinanza con lo specialista, intervenuto direttamente sul corpo, investendo una pluralità di settori corporei. Nell'incontro seguente Sara ha affermato di doverci dare "una notizia buona e una cattiva" e, molto dispiaciuta e con gli occhi lucidi, ci ha raccontato un episodio che le era accaduto durante il fine settimana. Era stata invitata ad un compleanno in pizzeria e, dopo alcune insistenze da parte delle amiche, aveva accettato di parteciparvi. A tavola, di fronte alla richiesta di una compagna: "Prendi anche tu la birra?... dai che ci divertiamo!", facendo appello alla sua forza di volontà, aveva rifiutato la proposta continuando la cena senza particolari difficoltà. Tuttavia, una volta a casa, aveva avvertito una sgradevole sensazione che in breve l'aveva portata ad una abbuffata.

L'esternazione dava prova che le difficoltà erano ancora presenti, ma la buona notizia era che il percorso di cambiamento, pur faticoso, era in atto.

Sono stati necessari altri tre mesi e mezzo perché la ragazza tornasse a riconquistare l'equilibrio precedente, recuperato grazie non solo al metodo Discover Project® guidato, ma anche al BodyWork® (Pesci, Mani, 2008) proposto, ora che ci veniva offerta la disponibilità, per sollecitare con stimolazioni tattili più coinvolgenti e impressive, efficaci per favorire l'accettazione di sé, del proprio corpo, riattivare un benessere globale e consolidare ulteriori aspetti di cambiamento. Con questo metodo Sara ha avuto una più ampia opportunità di riconquista del proprio sé corporeo e di scoperta della propria unità psicofisica, i cui effetti sono stati da lei stessa confermati con entusiasmo: "Ho scoperto una dimensione di me che mi diverte e mi piace moltissimo... parti del corpo che non mi ricordavo di avere". Dopo alcuni altri incontri ha riferito: "Il frigorifero non mi fa più paura, adesso so che è una parte della mia casa".

Poco dopo il medico di base, constatando i miglioramenti e la *compliance* al nostro intervento, ha deciso, in accordo con la giovane, di sospendere la terapia farmacologica. Il nostro cammino è continuato con il metodo BodyWork®, integrato da un percorso fantasmagorico, con il metodo FantasmaSonie® (Pesci, 2006a), fino a concludersi con l'ImagEvolution® (Pesci, 2006b). Tali metodi hanno permesso di fissare, attraverso l'alto valore del messaggio simbolico, i cambiamenti e i propositi di successo che già intimamente la ragazza sentiva di possedere.

Sara, per mezzo di tali esperienze così profonde, si è messa in condizione di accettarsi e accettare l'altro, una disponibilità che si è tradotta in una maggiore apertura al mondo esterno. Un cambiamento significativo si è registrato in particolare quando la giovane ha raccontato di aver ritrovato, dopo un lungo periodo in cui lo stare a tavola era raro e sporadico, il piacere della condivisione dei pasti con i familiari, in special modo di quello serale, che risultava in precedenza il meno considerato da tutti.

Dopo circa un anno gli equilibri sono confermati: per il compleanno del nonno paterno Sara ha partecipato con coinvolgimento e tranquillità alla cena che riuniva una molteplicità di persone, tra parenti e amici di famiglia. Quasi contemporaneamente ha preso la decisione, e la famiglia è stata disponibile ad accoglierla, di andare per tre giorni in vacanza in campeggio con le amiche; al ritorno, con soddisfazione e appassionato fervore ha riferito l'esperienza dichiarando di essere stata bene, sia con le compagne sia quando, durante i pasti, viveva, senza dover ricorrere ad alcol, i vari momenti festosi e ha aggiunto: "Finalmente mi sento liberata".

In uno degli incontri periodici con la famiglia i genitori hanno raccontato che a scuola le cose erano notevolmente cambiate e che gli insegnanti avevano notato che il comportamento di Sara in classe era finalmente adeguato alla situazione; a casa "il clima è assai diverso" tanto che, consapevole del ritrovato equilibrio personale e sociale della figlia, la madre aveva proposto e realizzato la distruzione del "contratto" precedentemente firmato. Ciò aveva contribuito ad aumentare la funzionalità dinamica del sistema familiare.

A un anno dall'incontro conclusivo, Sara ci ha telefonato per comunicarci che aveva superato brillantemente l'esame di maturità, "pur studiando il giusto", e che aveva scelto di proseguire gli studi iscrivendosi all'Università. Si sentiva serena e desiderava andare in vacanza, una vacanza che si apprestava a trascorrere in compagnia di un nuovo partner.

Bibliografia

APA (American Psychiatric Association), *DSM-IV-TR. Manuale diagnostico e statistico dei disturbi mentali-Text Revision*, 2002.

GARNER D.M., *Iatrogenesis in anorexia nervosa and bulimia nervosa*, in «International Journal of Eating Disorders», 4, 1988.

Hargreaves D.A., Tiggemann M., *Female "Thin Ideal" Media Images and Boy's Attitudes Toward Girls*, in «Sex Roles», 49, 2003a, pp. 10-11.

–, *The Effect of "Thin Ideal" Television Commercials on Body Dissatisfaction and Schema Activation During Early Adolescence*, in «Journal of Youth and Adolescence», 32, 2003b, p. 5.

Pesci G., *FantasmaSonie*, Firenze, Edizioni Scientifiche ISFAR, 2006a.

–, *ImagEvolution*, Firenze, Edizioni Scientifiche ISFAR, 2006b.

Pesci G., Mani M., *Metodi e tecniche dialogico corporee*, Firenze, Edizioni Scientifiche ISFAR, 2008.

Pesci G., Pesci S., *Touch-ball*, Roma, Ma.Gi., 2003.

Thompson J.K., *Body image disturbance: Assessment and treatment*, New York, Pergamon Press, 1990.

Capitolo VIII

TRA ANSIA E DEPRESSIONE

Premessa

L'ansia di per sé non è un fenomeno anormale, anzi costituisce una importante risorsa per un valore adattivo-funzionale. Generalmente viene definita come uno stato affettivo spiacevole, basato su un penoso sentimento di attesa di un evento che si ritiene pericoloso. È lo stato d'animo che si forma in presenza di fatti e situazioni di pericolo o di minaccia non bene rappresentati e che, nell'impossibilità di conoscerli correttamente, inducono ad uno stato di allerta con il timore di non riuscire ad apprestare le difese necessarie per fronteggiarli. Quando l'uomo sperimenta l'ansia cerca di uscire dalla situazione di incertezza ed è stimolato a prendere maggiore coscienza del mondo che lo circonda e a conoscerlo meglio. L'ansia è quindi da considerarsi non solo uno stato di allerta, un'attivazione fisiologica emotiva e comportamentale atta a preservare l'individuo da tutto ciò che minaccia la sua sicurezza materiale e psicologica, ma anche una spinta all'esplorazione, alla ricerca e al lavoro (Sims, 2004). Essa è alla base della lotta dell'individuo per l'autorealizzazione e rappresenta la salvaguardia di tutta una serie di valori che egli si costruisce: libertà, prestigio, successo, rispetto, possesso, ecc. L'ansia scompare quando viene meno la situazione di incertezza, in quanto l'attesa viene sostituita dall'azione, grazie all'investimento di una energia emotiva, affettiva e operativa. Di fronte ad una situazione percepita soggettivamente come pericolosa può essere quindi legittima e giustificata, oppure eccessiva, ingiustificata o sproporzionata e in tal caso si ha quello che nosograficamente viene definito un "Disturbo d'ansia" (APA, 2002).

Il DSM ne propone sei categorie principali: fobie, disturbo di panico, disturbo ossessivo-compulsivo, disturbo post-traumatico da stress, disturbo acuto da stress e disturbo d'ansia generalizzato.

La sintomatologia è molto variabile, ma sono comuni le lamentele di sentirsi continuamente in apprensione, di avvertire tremore e tensione muscolare associati a irrequietezza (cefalea muscolotensiva, tremore, incapacità a rilassarsi), sudorazione, sensazione di testa vuota, palpitazioni, capogiri e malessere epigastrico. Si aggiungono spesso anche paure che il soggetto o un suo familiare possa bruscamente ammalarsi o avere un incidente, insieme a una varietà di altre preoccupazioni o presagi.

Tra i disturbi d'ansia e, in particolare, fra quelli non altrimenti specificati è possibile rintracciare il disturbo misto ansioso-depressivo, che si ha quando i sintomi dell'ansia e della depressione sono presenti contemporaneamente, ma né gli uni né gli altri sono così evidenti da giustificare una diagnosi se considerati separatamente. A livello sintomatologico la coesistenza fra sintomi ansiosi e depressivi è la norma, piuttosto che l'eccezione: accade spesso, infatti, che una persona che ha un cosiddetto disturbo d'ansia presenti anche una sintomatologia di tipo depressivo. A causa della sua vulnerabilità essa tende a interpretazioni pessimistiche, a sentimenti di impotenza, ad un abbassamento del tono dell'umore, ad un'autovalutazione e ad una mancanza di prospettiva futura. L'intreccio di ansia e depressione crea uno stato di inquietudine cronica caratterizzato dalla costante sensazione di essere destinati ad andare incontro a qualcosa di negativo.

Nel disturbo ansioso-depressivo l'alterazione del tono dell'umore è dovuta ad una reazione allo stato ansioso: il soggetto ha fretta di risolvere la propria sintomatologia e, invalidato in tale aspettativa, ha un abbassamento del tono dell'umore in senso depressivo. Il tono dell'umore è la colorazione emotiva di fondo presente in ogni persona, che solitamente è di natura reattiva e per questo oscilla e muta adattandosi agli eventi. Si tratta di espressioni di affettività normale e flessibile agli accadimenti della vita. La caratteristica più saliente dei disturbi del tono dell'umore, infatti, non è di tipo quantitativo, ma qualitativo, in quanto il paziente avverte una rigidità affettiva associata a stereotipia. In alcuni casi il confine fra depressione e tristezza è molto sottile e spesso difficile da individuare in particolare nelle forme lievi o iniziali.

La depressione è uno stato mentale contraddistinto da afflizione e sfiducia, accompagnate spesso da ansia; dal punto di vista motivazionale nella depressione domina il fatto che viene a cessare ogni attrattiva per gli obiettivi principali della vita, di conseguenza l'attività mentale è rallentata, diminuita, inefficiente, e anche la stessa attività motoria e le cure personali possono essere ridotte al minimo (Sims, 2004). Essa è caratterizzata da un insieme di sintomi cognitivi, comportamentali, somatici ed affettivi che, nel loro insieme, sono in grado di diminuire il tono dell'umore, compromettendo il funzionamento di una persona, nonché le sue abilità di adattamento. Questa vive un senso di malessere psichico, da cui nascono errori nel giudizio che alterano il significato e il colorito degli avvenimenti e portano ad errori nella condotta e ad alterate reazioni di adattamento. Tutto viene come avvolto da un'atmosfera opprimente: il ricordo del passato, l'aspettativa del futuro, le sensazioni più innocue diventano una sorgente di dolore che gettano talvolta il soggetto in una situazione penosa e, a volte, di disperazione. La depressione è infatti talora associata ad idee suicide o autolesioniste e quasi sempre si accompagna a deficit dell'attenzione e della concentrazione, insonnia, disturbi alimentari, estrema ed immotivata prostrazione fisica. La persona con una flessione del tono dell'umore ha una visione negativa di sé e la sensazione di sentirsi difettosa, inadeguata, malata, indesiderabile e causa dei suoi difetti. È presente inoltre una visione negativa del mondo che delibera continue richieste vissute come esorbitanti e propone ostacoli ritenuti insuperabili, come pure una visione negativa del futuro, in cui le difficoltà continueranno in modo indefinito e le frustrazioni la accompagneranno costantemente.

La complessità della sintomatologia dell'ansia e della depressione fa essere molto variabili perfino i sintomi predominanti e contribuisce a rendere incerte e a volte perfino approssimative le persone nel definire le loro difficoltà. La contemporanea presenza di stati depressivi e ansiosi è osservabile nel caso della paziente illustrato qui di seguito. La donna è stata aiutata ad affrontare e superare la sua difficile situazione.

Presentazione e anamnesi

Cinzia si è presentata al nostro Centro lamentandosi di una condizione che la vedeva da tempo "demoralizzata di fronte a qualsiasi cosa" e scarsamente in grado di prendere decisioni senza essere sopraffatta da "una sensazione di timore strano" che si ripercuoteva sul suo fisico e sulle sue relazioni interpersonali.

Quarantadue anni, primogenita di una famiglia di contadini, era cresciuta in un ambiente culturalmente povero anche se aveva potuto frequentare le scuole superiori, così come la sorella più piccola. Ora era impiegata presso una azienda di servizi. La madre, che da giovane aveva sofferto di depressione, era in cura presso vari specialisti a causa di una demenza vascolare. Il padre, descritto durante i colloqui come apprensivo e invadente, sembrava essere totalmente assorbito dalle esigenze della moglie che solo parzialmente Cinzia comprendeva. Quanto alla sorella i rapporti con lei erano caratterizzati da una certa "freddezza... come se fosse una estranea".

Cinzia, sposata da tredici anni e con una figlia che frequentava le elementari, era attraente, anche se non curava più di tanto il proprio aspetto e, come dichiarato da lei stessa, si era lasciata andare "perché non ne vale molto la pena". Aveva preso la decisione di intraprendere un percorso clinico in seguito ad una serie di intensi e passeggeri momenti di forte disagio, durante i quali non era riuscita a giungere ad una decisione rapida e che le avevano causato anche qualche difficoltà sul luogo di lavoro. I colleghi lamentavano la sua scarsa disponibilità al dialogo, la sua "testardaggine e prepotenza" e quella che lei definiva: "La rabbia che spinge a fare le cose pure con il coltello tra i denti". Anche in casa, da qualche tempo, il clima si era fatto più "cupo e nervoso": in particolare, durante i pasti, veniva spesso rimproverata dai familiari, a suo dire ingiustamente, di consumare il cibo con frettolosità e partecipando poco alla conversazione. La donna lamentava inoltre di addormentarsi tardi e che il suo sonno non era molto ristoratore, tanto che al mattino si svegliava non completamente riposata.

Durante il secondo colloquio aveva accennato al fatto che da alcune settimane il suo desiderio sessuale era diminuito e avvertiva una maggiore difficoltà al contatto corporeo con il partner. Le relazioni amicali che prima coltivava con interesse sia pur riguardando una piccola cerchia di persone, erano divenute più sporadiche e si limitavano a qualche telefonata o incontro dettato dalla necessità di provvedere alla spesa settimanale.

Durante l'anamnesi aveva raccontato inoltre un episodio che sosteneva essere temporalmente collegato all'esordio principale dei suoi sintomi: durante una vacanza al mare con tutta la famiglia, all'incirca tre anni prima, stava guidando la propria automobile per recarsi in spiaggia quando, in prossimità di un semaforo, aveva avvertito una sensazione di caldo, corredata da tachicardia. Taciuta la sua situazione ai familiari, era riuscita comunque ad arrivare allo stabilimento balneare dove, in presenza di altri clienti, era svenuta. La donna aveva narrato l'episodio arricchendolo di commenti del tipo: "Pensi, dottore, a quante persone mi hanno vista per terra, sono svenuta di fronte alla mia piccola...","Quando mi sono ripresa, mio marito mi stava talmente addosso che sentivo di svenire di nuovo".

L'incontro si era concluso con l'annuncio che il giorno del nuovo appuntamento avremmo proceduto nella somministrazione di alcuni test.

Approfondimenti diagnostici:

Dopo due colloqui abbiamo considerato utile proporre a Cinzia una batteria di test, tra cui: Test grafici dell'Albero (Baum-

Test) e della Figura Umana (Draw a Person Test), Color Lüscher Test, MMPI-2 (Minnesota Multiphasic Personality Inventory-2), ASQ (Scala d'Ansia IPAT), CDQ (Scala di Depressione IPAT). Dall'analisi e dall'interpretazione dei dati raccolti dai reattivi è emerso quanto segue.

Test grafici

Il soggetto mostra chiusura, introversione e insicurezza, paura e ansia, un'energia d'urto, un temperamento di scontro, una volontà di dominio sull'ambiente, efficienza istintiva, irrequietezza e vivacità emotiva con difficoltà di adattamento, caratterizzata da aggressività e da una tensione che genera spinte antagoniste. Si propone composto, con attenzioni alla forma e alle buone maniere. Manifesta timidezza e imbarazzo nel mostrare ciò che sente, povertà affettivo-emotiva, misura gesti e parole per non uscire da un modello che si è imposto, tuttavia si dichiara testardo e caparbio. La tensione è controllata creando un ingorgo di energie e incapacità nel gestire le pulsioni. Si avverte una separazione degli aspetti razionali e affettivi da quelli istintuali. È evidente una ambivalenza nella direzione da prendere, nell'orientare il proprio processo di autonomia, Cinzia vive una sensazione di dipendenza e costrizione, di impedimento a muoversi autonomamente. Il clima familiare è avvertito come faticoso e costringente, presenta una sensazione di repressione familiare e un malessere che rende difficile la comunicazione (Figura 19, Figura 20).

Color Lüscher Test (Codice: 45213607)

Il soggetto è particolarmente dotato di fantasia, si abbandona a sogni ad occhi aperti. Egocentrico, e quindi facile ad offendersi, si risente di qualsiasi restrizione o limitazione impostagli e insiste a voler essere libero e non ostacolato. Si sente in trappola quando i suoi bisogni o desideri sono in-

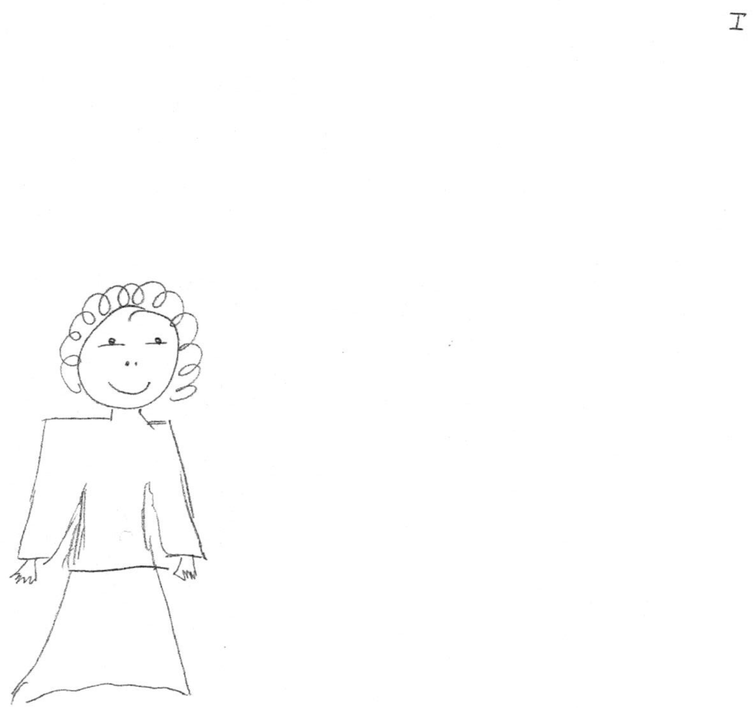

Figura 19

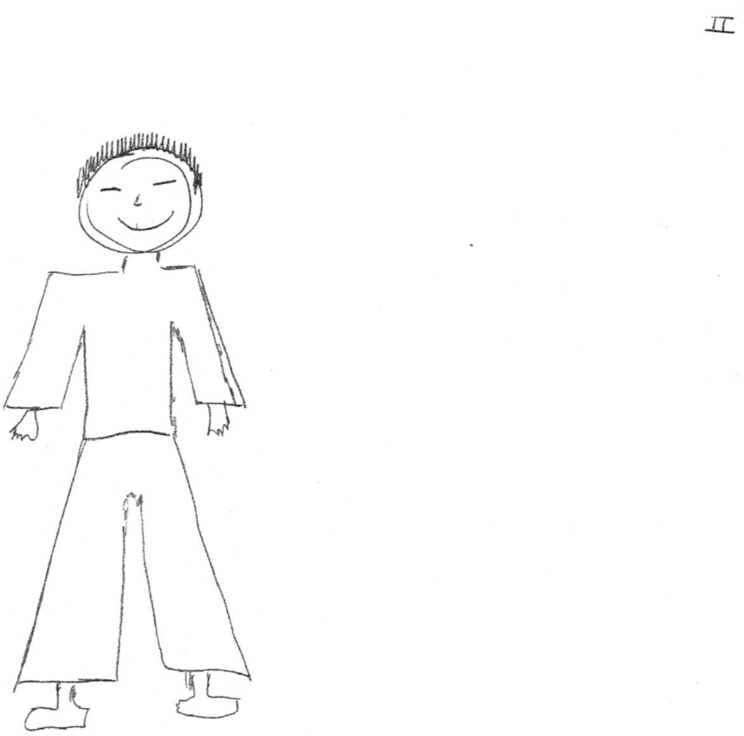

Figura 20

compresi. Ordinato, metodico, autocontrollato, ha bisogno del rispetto e della stima di quanti lo circondano, ma sente che non ha nessuno su cui poter contare. Si rende conto di essere ostacolato nel progredire, ansioso di sperimentare tutti gli aspetti della vita, cerca un soluzione che spazzerà via queste limitazioni.

MMPI-2 (Codice: 0527481963LKF)

La persona cerca di porsi in buona luce nascondendo almeno in parte i propri sintomi. Il protocollo è valido, anche se si nota una tendenza a dare risposte socialmente desiderabili. Si leggono caratteristiche di insicurezza, paura e ansia esperite frequentemente. Possibile bassa motivazione all'intervento di aiuto. Il soggetto si mostra riservato, modesto, ipercontrollato, inadeguato, pessimista, sente di essere socialmente isolato, timoroso, ha una bassa autostima. È incline a passare molto tempo a rimuginare ed incontra una certa difficoltà ad intraprendere qualsiasi attività, anche a causa di una difficoltà di concentrazione.

ASQ

Il punteggio ottenuto da tale reattivo indica un livello piuttosto rilevante di ansia (8) evidenziando la componente latente come maggiormente significativa rispetto a quella manifesta. Durante la somministrazione del test il soggetto si è mostrato preoccupato della *performance* e si è notata una tendenza a "fare buona impressione".

CDQ

Per avere un quadro completo ed esaustivo anche degli aspetti caratterizzanti la deflessione del tono dell'umore si è voluto approfondire tale aspetto con l'impiego di questo test che ci ha permesso di rilevare un livello medio di depressione con un punteggio pari a 6.

Intervento clinico

Il percorso clinico intrapreso con Cinzia l'ha vista impegnata per due incontri settimanali. Si è protratto per due anni e si è basato principalmente su un intervento di tipo psicoterapeutico, suffragato anche dall'uso del metodo BodyWork® (Pesci, Mani, 2008). Durante i primi incontri, la donna appariva molto rigida, chiusa in sé, atteggiamento peraltro riscontrabile anche dal fatto che teneva sempre la borsa sopra le ginocchia, alternava momenti di euforia, assai brevi, a crisi di pianto. Il primo tentativo è stato quello di farla sostare sul presente, sul qui ed ora, frenando la volontà di ripetere costantemente il passato. Dopo qualche settimana, sebbene la donna abbia dichiarato di aver notato i primi miglioramenti e che stava iniziando un cambiamento, permanevano gli elementi di disforia nel tono dell'umore e soprattutto le crisi di pianto che scandivano gli incontri. Erano presenti una rigidità posturale e un atteggiamento di chiusura e, laddove la borsa non veniva più tenuta sulle ginocchia, si riscontrava, per compensazione, una pressoché completa immobilità difensiva.

Con il procedere del tempo, la relazione terapeutica è divenuta più solida e la paziente ha iniziato ad allentare progressivamente le sue difese posturali. Per contribuire al rilassamento corporeo, nell'ipotesi che ciò la potesse liberare dalle tensioni, l'aiutasse a renderla più sicura di sé e potesse incrementare una maggiore consapevolezza del proprio corpo procedendo in un percorso di scoperta e riscoperta di sé, è stato proposto, nel contesto psicoterapeutico, il metodo BodyWork®, strutturando gli incontri con uno schema che prevedeva una prima parte di colloquio clinico, seguita da una seconda dedicata al metodo dialogico-corporeo.

Il cambiamento riscontrato è stato sin da subito evidente: la disforia che Cinzia presentava andava scomparendo, il tono dell'umore era più equilibrato, la postura si era fatta più rilassata, dimostrando una maggiore disponibilità, e le capacità di *insight* e di elaborazione cognitiva erano più pronte. La sua vita sociale la metteva però ancora di fronte a delle difficoltà: "Mi sento insicura, vorrei che fosse tutto perfetto, ma mi ritrovo sempre un pezzo in meno, ancora non so bene perché insisto".

Circa tre settimane più tardi si è presentata accompagnata dal marito che ha chiesto di avere un colloquio in presenza della moglie. Sentita la disponibilità della donna, si è proceduto al colloquio. L'uomo ha esplicitato una serie di preoccupazioni circa lo stato della consorte, dichiarando che aveva delle crisi di pianto indotte da situazioni da lui ritenute "tutte banali". Accolto lo sfogo del marito, lo abbiamo accompagnato in sala d'attesa per approfondire con Cinzia l'accaduto. Ha dichiarato di sentirsi oppressa e di non aver risolto ancora del tutto la sua situazione, temeva di "tornare indietro", di "non riuscire", e manifestava una notevole preoccupazione rispetto al perdurare o meno del suo cambiamento. Questo episodio segnava il passaggio ad una apertura maggiore: la donna iniziava ad elaborare una nuova e diversa immagine di sé e ad accettare il processo di crescita personale.

Dopo alcuni mesi ci ha raccontato con gioia di avere ripreso la propria attività sessuale, interrotta ormai da molto tempo, e di non sentirsi più a disagio nella vicinanza fisica con il proprio partner: "Mi sento di nuovo io, sono rinata".

Con il procedere dell'intervento, all'incirca dopo otto mesi, Cinzia si è mostrata meno soggetta e suscettibile al giudizio altrui, ed in particolare dei colleghi di lavoro. Una sua affermazione in particolare ci ha confermato il suo movimento personologico verso un lido di autonomia, solidità e radicamento ancora non interiorizzato, ma sempre più prossimo: "Non sono riuscita a fare una cosa di fronte alle mie colleghe, ma questo non mi ha dato particolarmente fastidio". Indizi e piccoli grandi traguardi come questo ci facevano ben sperare. La sicurezza nel fare e nell'agire nella vita quotidiana si era rafforzata, lo stare con gli altri era maggiormente accettato e andava consolidandosi. La sensibilità al giudizio e la necessità del controllo delle situazioni andava allentandosi e non risultava più essere una modalità pervasiva di funzionamento o, meglio, Cinzia stava prendendo consapevolezza del proprio modo di affrontare la vita.

Sul piano comportatale si riscontravano, dopo circa dieci mesi, un significativo incremento della vita sociale e una ritrovata attenzione verso se stessa: "Sono andata a fare shopping, ho trovato un po' di tempo per me", attenzione che l'ha portata a riallacciare contatti persi ed a coltivare nuove conoscenze.

Dopo poco più di un anno dall'inizio del percorso psicoterapeutico, durante un incontro, riferendo una serie di accaduti relativi al fine settimana ha dichiarato: "Ora so che non posso controllare tutto, anche se desidererei farlo", aggiungendo che per lei era stato di giovamento il permettersi di abbandonarsi e affidarsi ad un'altra persona in una posizione "passiva" di decubito dorsale come richiesto dal metodo BodyWork®.

Nel frattempo Cinzia aveva recuperato e ampliato i vecchi interessi per la cucina, la lettura e il teatro, dimostrando passione e curiosità per ciò che un tempo non era più fonte di gioia e per cui non aveva più spinta a fare. Contemporaneamente c'era stato un riavvicinamento affettivo con il marito che iniziava a vivere con maggiore disponibilità, valutandolo meno opprimente e con il quale condivideva delle attività in casa e fuori: "Dopo ho fissato il parrucchiere, domani voglio essere bella. Io e Giovanni andiamo fuori!".

I rapporti tra i componenti della costellazione familiare erano migliorati considerevolmente, durante i pasti si conversava di nuovo e tutto si svolgeva con calma e senza fretta. Tra moglie e marito, dopo la ripresa dell'attività sessuale, i rapporti si erano ulteriormente stabilizzati e avevano donato alle intese un nuovo slancio; con la figlia c'era una partecipazione accentuata: la madre si occupava con zelo della sua educazione, partecipando più frequentemente alle riunioni scolastiche e andando più spesso ai ricevimenti con gli insegnanti. La piccola, da qualche tempo, aveva trovato un nuovo interesse ad invitare i suoi amici a casa e a organizzare anche delle feste.

Dopo un anno e mezzo, Cinzia, a conferma del nuovo equilibrio raggiunto, ci ha raccontato questo episodio: "Mia figlia è contenta perché mi vede sorridere: l'altro giorno mi ha fatto vedere un disegno che aveva fatto e che si intitolava *Il sorriso della mia mamma*".

Nel periodo conclusivo dell'intervento ci siamo concentrati a consolidare i traguardi che Cinzia aveva raggiunto, continuando ad impiegare, all'interno della cornice psicoterapeutica, stimoli dialogico-tattili per perfezionare risorse e memorie sempre più significative. Il tempo, nel rispetto del graduale distacco che ha portato alle dimissioni, ha dato conferma del senso di forza, di energia e di stabilità ormai definitivamente acquisito.

Bibliografia

APA (American Psychiatric Association), *DSM-IV-TR. Manuale diagnostico e statistico dei disturbi mentali-Text Revision*, 2002.

PESCI G., MANI M., *Metodi e tecniche dialogico corporee*, Firenze, Edizioni Scientifiche ISFAR, 2008.

SIMS A., *Introduzione alla psicopatologia descrittiva*, Milano, Raffaello Cortina, 2004.

Capitolo IX

AGGREDIRE L'IMPOTENZA

Premessa

Il bisogno d'amare comincia appena l'uomo, sentendosi organizzato e perfetto, si trova a contatto con la donna e, lusingato dalla sua bellezza e ispirato alla felicità, intuisce lo scopo della vita e non riesce a nascondere l'esplosione fisiologica. Il sentimento, unito alla forza e al vigore, esprime il desiderio vivissimo di creare, sentire e vedere vivo e palpitante il proprio figlio. Ma pur pieno di fiducia e di speranza, l'uomo, intessuto nelle facoltà a cui tiene di più e delle quali è custode gelosissimo, può scoprire di essere incapace di soddisfare tale desiderio. Il coito che riunisce tutta la sua energia vitale, fisica e nervosa, può infatti trovarlo inadeguato, la potenza virile può essere paralizzata, può essere inseguito e sopraffatto dalle influenze inibitrici, dall'impotenza psicologica di agire e attivare i centri spinali dell'erezione, dal timore di non poter dominare la situazione e di mancare allo scopo, scoraggiato e oppresso dalla preoccupazione. L'impossibilità materiale di raggiungere e mantenere l'erezione e di conseguenza l'incapacità di compiere l'atto sessuale è un fenomeno non raro nell'uomo, anche giovane. Escludendo ogni riferimento ai fattori organici (diabete, disfunzioni venose, insufficienza renale, ipertensione, traumi, lesioni al midollo spinale) e iatrogeni (operazioni invasive alla prostata, alla vescica, al retto, all'aorta addominale e l'assunzione di diuretici, antipertensivi, anoressizzanti, tranquillanti, ecc.), che non rientrano nelle nostre competenze, e limitandosi ai soli fattori psicogeni, le cause dell'*impotentia erigendi* possono essere: l'insicurezza, lo stress, i sensi di colpa, l'ansia da prestazione, i problemi di coppia e la depressione, cui si possono aggiungere altre motivazioni come l'essere indeboliti da dispiaceri, l'indulgere all'incapacità per la presenza di inadeguate passioni e stimoli sessuali e inibite ideazioni immaginative.

Presentazione e anamnesi

Fra i molti soggetti da noi seguiti che vivono queste difficoltà, ci soffermiamo su Roberto. È un giovane di trentadue anni, sposato da tre, che si è presentato con la moglie, la quale aveva provveduto telefonicamente a richiedere un appuntamento: "Noi abbiamo bisogno..." e che al primo incontro indica il marito con un "Eccolo".

La raccolta di una storicità di fatti oggettivi, accaduti e concreti, ci è stata garantita dalla donna che, in breve, con il vivo intento di informare, ha riportato date e situazioni, senza trascurare apparentemente niente con l'avallo costante e triste del consorte. Abbiamo così appreso che i due non hanno figli, che Roberto dopo il matrimonio, come in precedenza, si eccitava e i rapporti amorosi erano "belli", ma da qualche tempo, circa sei mesi, "non è stato più lo stesso": prima era tranquillo e ridente, adesso è "triste, silenzioso, a disagio, sia in occasioni particolari che lo mettono alla prova sia nella quotidianità". Lui ha affermato di essere "Scoraggiato e disilluso" "... certo che ormai... all'inizio speravo che tutto potesse tornare come prima, avevo fiducia... speranza... le sto vicino ma, all'atto del congiungerci dopo una apparente eccitazione iniziale, faccio sempre una ben triste figura... sono un nevrotico...". Il silenzio prolungato è stato interrotto dalla moglie: "Volevamo un figlio... ora quello che accade è di grande ostacolo...". Il tono della voce era carezzevole, un appello, un invito... accompagnato da uno sguardo affettuoso rivolto a Roberto mentre si congedava dicendo: “Io aspetto di là... voi avrete da parlare chissà quanto”.

La moglie si poneva fuori dalla dinamica, escludendo qualunque coinvolgimento imputabile alla coppia, attribuendo implicitamente al marito la qualità distintiva di malato. All’uscita della donna è seguito un silenzio prolungato. Roberto, la testa leggermente reclinata, muoveva nervosamente le mani congiunte, poi le ha aperte emettendo un “mah...” per poi rimanere di nuovo in silenzio, finché non è arrivata la nostra stimolazione verbale: “la moglie in sala di attesa...” che lo ha lo tolto dall’imbarazzo e ha fatto da ponte ad una sua più articolata dichiarazione: “Forse è meglio... io sono stanco di tutti questi impegni... la mia esistenza è disgraziata... forse non sono più un uomo completo, forse non lo sono mai stato... ho perduto il carattere distintivo dell’uomo, quello che dovrebbe essere naturale...”. A queste parole è seguito un nuovo silenzio, rotto poco dopo: “... Io sono molto preoccupato, mi sento debole... vorrei fare bella figura con mia moglie, ma non ci riesco...”.

La riflessione è stata sollecitata da noi utilizzando quanto già affermato dalla moglie: “Con organi anatomicamente ben conformati...”. “Sì, non mi manca niente, ma sono stanco... aggrappato alle mie profonde meditazioni... penso... penso molto... e tutte mi conducono sempre alla mia disgraziata, solitaria e inquieta esistenza...”. Nell’affermare ciò Roberto ha utilizzato, per la prima volta, un tono di voce forte, decisa, e questo ci ha permesso di chiudere l’incontro con una espressione traduttrice della sua accentuazione tonematica: “...vigoroso”.

All’incontro successivo l’uomo si è presentato da solo (del resto la moglie la volta precedente, nel salutarci, non aveva dichiarato la sua eventuale partecipazione); eravamo l’uno di fronte all’altro, con un tavolo di cristallo che non divideva, ma anzi evitava a Roberto ogni iniziale imbarazzo, rendendo fluida e libera la comunicazione. Egli ha esordito con una affermazione piena di significati: “In due”, uno stimolo chiave che lo ha aperto a significative enunciazioni: “... ho riflettuto molto e mi sono reso conto che non le ho chiesto alcune cose importanti... Io da tempo mi sono documentato e ho appreso che per una relazione di coppia stabile come la mia il rimedio efficace per l'impotenza sono le pillole che aiutano l'erezione e la mantengono per un tempo adatto...". Dopo un lungo silenzio e con precipitazione ha aggiunto: "... Però io ho erezioni spontanee notturne... le ho al risveglio... e riesco ad averle e a mantenerle se mi masturbo... ho letto che le pillole aiutano l'erezione da un punto di vista meccanico e funzionano solo se la situazione è eccitante... Io non ho desiderio di mia moglie... forse sì, ma ho timore di fallire... sono preoccupato per la mia prestazione sessuale... Ansia da prestazione l'ha definita un mio amico... ormai tutti parlano di me".

Accolto il silenzio è seguita una dichiarazione che ha anticipato la conclusione dell'incontro: "Disfunzione erettile". Con tale espressione si è voluto moderare il termine comune "impotenza", già utilizzato da Roberto e che in sé manteneva vivo il pensiero di impossibilità di avere una erezione, che certo non lo avrebbe aiutato a muoversi verso il riscatto.

Nel terzo incontro, dopo l'accoglienza, è lui precipitosamente ad attivare lo scambio, affermando con un tono soddisfatto, sinceramente soddisfatto: "Disfunzione erettile".

La debolezza creata dall'"impotenza" lasciava ora spazi da percorrere verso le facoltà virili, l'uomo impotente aveva metaforicamente "orinato attraverso l'anello della sposa", come accadeva in tempi lontani per uscire da questa situazione, e aveva accolto la sfida.

Dal colloquio anamnestico nel quale via via Roberto si è reso sempre più disponibile a parlare di sé, abbiamo appreso che nella sua storicità di vita non risultava fra gli ascendenti o collaterali la presenza di psicopatologie e ancor meno di disturbi sessuali. Il padre è morto di infarto improvviso quando lui aveva quindici anni e della sua morte ha dichiarato di essere stato profondamente impressionato. Ha vissuto in casa con due sorelle e un fratello di tre anni più grande, con il quale ha rivelato di essersi sempre paragonato, "lui faceva strage di ragazze... io, con un evidente ritardo nello sviluppo degli organi genitali, sono sempre stato a guardare e questo a volte mi faceva star male... ero molto arrabbiato... sì, in quel periodo ero molto aggressivo... Anche in seguito... ormai maschio... mi sono sempre molto preoccupato di come potevano essere i miei rapporti con le ragazze".

Ha portato avanti gli studi e si è laureato, a venticinque anni ha conosciuto la moglie e si sono uniti in matrimonio: "ero molto innamorato... stavamo bene assieme... anche il sesso all'inizio non è mancato... poi... per mantenere l'erezione avevo bisogno di essere egoista... pensare solo a me stesso per timore di non farcela... e questo con grande insoddisfazione di mia moglie la quale ha cominciato a dirmi che ero strano... Insomma, una delusione per tutti...". Ha aggiunto che il *petting* con la moglie era qualcosa di sconosciuto, anche di fronte al contatto cercato dalla donna egli rimaneva sempre più indifferente e se la moglie gli chiedeva spiegazioni viveva la richiesta con grande fastidio e, a volte, con "non felici" reazioni, tanto che "l'unione si può considerare una semplice facciata sociale".

Le notizie che sono seguite hanno confermato la caduta degli entusiasmi, il vivere assieme alla moglie una forma di nevrosi noogena provocata dalla collisione di valori tra il riconoscimento di una sessualità in un quadro di amore e l'entusiasmo spento di un rapporto più intimo che lo hanno inaridito, reso apatico e privo di interessi affettivo-sessuali. A ciò si aggiungevano una profonda insoddisfazione, un senso di "vergogna" per la sua condizione sociale ed economica e il desiderio represso di emergere.

L'incontro è terminato con l'annuncio che dalla volta successiva avremmo approfondito alcuni aspetti per mezzo di test.

Approfondimenti diagnostici

Si è ritenuto opportuno, per il caso specifico, procedere alla somministrazione di test grafo-proiettivi (Test dell'Albero e Draw a Person Test) e del Questionario sul Self Concept.

Test grafici

Dai test grafo-proiettivi si è rilevata una necessità di estrema tranquillità, di armonia, di un ambiente calmo e ordinato in cui i rapporti con gli altri siano liberi da contese. La persona vuole comunque che le sue opinioni prevalgano e che ogni eventuale suo comportamento, anche fuori da una linea comune di condotta, trovi giustificazione. Vive una situazione ansiosa in quanto nel lavoro è chiamato ad affrontare problemi che non è capace di fronteggiare e ciò causa in lui un'alterazione nelle condizioni sensorie del corpo, inibendo ancor più la sua sessualità, frenando il desiderio e limitando il rapporto sessuale col partner. Nonostante senta che questa situazione è provocata da lui, colpevolizza l'altro adducendo di non essere né amato né apprezzato e tanto meno accettato.

Questionario sul Self Concept

Al Questionario sul Self Concept, teso ad un'analisi mirata ad avvicinare l'insieme delle esperienze e delle fantasie che la persona nutre nei confronti della propria identità, del proprio ruolo e del proprio aspetto, il soggetto ha dimostrato scarsi apprezzamenti positivi di se stesso, testimoni della povertà espositiva del teatro interiore, delle diverse istanze personali, dei rapporti affettivi e sociali, delle difficoltà nell'apertura nei rapporti con gli altri. Una deformazione delle strutture che contengono l'esperienza primaria del corpo, la "faglia" del corpo: i suoi "piedi", infatti, non appartengono al suo corpo, ciò denota una scarsa integrità dell'immagine corporea, con gli arti "deformati" ed " instabili".

Intervento clinico

Le necessità che si sono potute leggere vanno dalla presa di coscienza del sé corporeo al recupero di reali immagini dinamiche del corpo, dal rafforzamento della fiducia in sé al recupero dell'affetto del coniuge e dell'apertura al dialogo tattile corporeo, modalità dialogante rivolta a facilitare la scoperta del piacere dello stare assieme, alla conquista di una diversa disponibilità al piacere sessuale e all'opportunità di coniugarsi con un autentico rapporto di amore.

Tante necessità per un radicale cambiamento nelle disponibilità e nelle aspettative che abbiamo ritenuto possibile soddisfare mediante l'ipnosi (Marchesan, 1971; Barber, 1972; Erickson, 1979; Chertok, 1990; Pesci, s.d.) che, grazie allo sviluppo scientifico di questi ultimi anni, superato ormai l'ostracismo decretato da Freud, è riconosciuta come una possibilità psicologica esistente in forma costituzionale nell'essere umano e, in virtù del suo utilizzo nel presente da psicoanalisti ortodossi, è considerata una "fenomenologia rivoluzionaria".

L'applicazione dell'ipnosi ha subìto una rivalutazione, un valore ed una importanza terapeutica notevoli. Oggi è utilizzata con metodi che hanno caratteristiche psicologiche, non più focalizzando l'intervento sul sintomo, ma perseguendo l'*insight*. Essa è dunque orientata sulla persona ed è largamente praticata con risultati che sono testimoni della sua grande efficacia. L'ipnosi apre non solo alla personalità psichica profonda, ma anche a quella somatica e viscerale; rappresenta la possibilità di indurre in un soggetto un particolare stato psicofisico che permette di influire sulle condizioni psichiche.

All'ipotesi di perseguire l'intervento ipnotico, Roberto ha risposto assai positivamente, dichiarando: "Questa era l'opportunità che aspettavo da tempo". Tuttavia sappiamo che chi ricorre all'ipnosi per la prima volta può essere preso da ansietà o da involontaria eccessiva vigilanza, perciò abbiamo provveduto ad avvertirlo sulla reale consistenza delle sensazioni e dei fenomeni cui sarebbe andato incontro e ad informarlo che l'esito di ciò che avremmo ottenuto sarebbe derivato dalla sua ipnorecettività, che, seppure a volte è frenata e ostacolata nella prima induzione, negli incontri successivi, conosciuto l'*iter* procedurale e la consistenza delle sensazioni, sarebbe stata resa più facile. Gli abbiamo anche spiegato che il sonno ipnotico è differente rispetto a quello naturale. Mentre quest'ultimo non è prodotto da alcuno, quello ipnotico è indotto dall'ipnotizzatore. Nel sonno naturale si perdono i contatti con l'ambiente o almeno una persona addormentata non reagisce a stimoli di media intensità e al risveglio si sente più o meno disorientata; nel sonno ipnotico si mantiene il contatto uditivo con ciò che ci circonda e la persona in *trance* reagisce a qualunque stimolo, anche se piccolissimo, e al risveglio tutto è come prima. Gli incontri successivi hanno dunque avuto come scenario l'intervento ipnoterapeutico.

I sintomi che attestano che il soggetto si trova in una situazione differente dal sonno normale sono: l'irresistibile chiusura degli occhi e la levitazione del braccio; la massima profondità è raggiunta se si manifestano l'incoscienza e l'amnesia, la catalessi e la deambulazione sonnambulica. Per dare avvio all'induzione ipnotica si può procedere con le oscillazioni, la fascinazione, col guardare il metronomo, una luce, una clessidra o una spirale in movimento centripeto oppure il lampoinduttore, una lampada che si accende e si spenge ad intermittenza.

Per Roberto abbiamo ovviato a tutto questo poiché avevamo presunto una buona ipnorecettività. Mentre era disteso in decubito dorsale abbiamo proceduto con tecniche verbalizzate dall'effetto tonematico opportuno e con l'invito a guardare attentamente e fissamente la parte ultima di una matita, seguito da un effetto stimolatorio verbale.

Dopo il primo approfondimento, l'accertamento della profondità del sonno raggiunta da Roberto ci dava un indice di 80, trascinato poi a 100 con l'utilizzo delle mani come ausiliario induttivo e di approfondimento. L'indice di profondità del sonno viene fornito dalla persona stessa che, nel rispondere alla richiesta specifica, sente dall'inconscio l'impulso alla segnalazione del livello di profondità raggiunto. Per lo specialista è un atto normativo che permette di stabilire la necessità di ulteriori approfondimenti e stimare la possibilità di conseguire effetti terapeutici efficaci.

Tra gli approfondimenti della *trance*, vengono usate esperienze che visualizzano la discesa dell'ascensore o della gradinata, i palloncini per la levitazione, giardini e alberi a seconda dello stato d'animo che si vuole indurre.

Raggiunta con Roberto la massima profondità di sonno, abbiamo proceduto all'ordine post-ipnotico perché ad ogni incontro potesse scivolare immediatamente a quello stesso grado di profondità per poter procedere all'azione terapeutica.

L'intervento di aiuto può avvalersi di tecniche di vario tipo, dalla semplice suggestione, alla visualizzazione suggestiva, tecniche orientate al distacco dalle vicissitudini, allo sprofondamento nell'interno dell'Io fino alla fonte dell'energia vitale personale, al sogno di avere assunto abilità comportamentali positive. Con Roberto abbiamo proceduto offrendogli una carica euforica; nuove idee più gradevoli e piacevoli, idonee ad espellere quelle radicate nella sua mente e che si amalgamano col bisogno emotivo; spinte espansive per una possibilità di apprezzamento e di godimento dell'ambiente, suggestioni che acutizzassero la sensibilità gioiosa dell'inconscio verso le cose belle della vita. L'azione ipnoterapeutica per riattivare impulsi e funzioni mortificate o danneggiate è consistita nel sollecitare emozioni inconsce più forti, sia per ciò che riguardava le sensazioni di esistenza che per il rapporto con l'ambiente.

Dalle parole che sollecitano emozioni siamo passati al sogno ordinato a scopo terapeutico, avviandoci così verso l'utilizzo di scene che producessero emozioni maggiori rispetto alla sola parola, capaci di far scaturire impulsi reattivi nella direzione che ritenevamo indispensabile per ottenere il risultato più proficuo. In ipnosi si ricorre al sogno a scopo terapeutico con scene ed episodi di sfogo, seguiti da episodi di sereno godimento della vita che variano a seconda della natura del problema. Ad esempio in una delle occasioni in cui questa modalità è stata seguita, a Roberto è stato chiesto di immaginare di trovarsi in un teatro, seduto nelle prime file, mentre osserva il palcoscenico:

> la tenda è chiusa e lei è curioso di sapere la trama di questo spettacolo e, mentre la tenda rimane chiusa, lei vive una sensazione di disagio, di paura per ciò a cui dovrà assistere…
> il sipario si apre e lei può assistere a qualcosa di estremamente bello (*qui la storia prende forma e viene ampiamen-*

te descritta al soggetto), è la storia di due persone prima preoccupate che, nonostante le tante peripezie proprie del teatro della vita umana, ora mostrano una espressione felice, e mentre ne osserva ogni particolare (*ulteriore ampia descrizione*) anche in lei emulsionano sentimenti positivi e si rende conto di partecipare attivamente a quella identica felicità e giocosità.

Roberto ha trovato un valido aiuto nelle visualizzazioni indotte con scene che potevano essere vissute con effetti soggettivi, in modo che avesse la sensazione di essere lì e di vivere emozionalmente in quel momento la scena visualizzata. Ci siamo serviti delle visualizzazioni per aiutarlo in quanto, essendo iperemotivo e deprimibile, doveva vincere la tendenza ad esagerare fatti negativi che lo colpivano, minimizzare le note negative dei comportamenti altrui, tradurre con nuove tinte le sofferenze e con una diversa cromaticità l'ambiente cattivo, crudele e oppressivo che si esprimeva contro di lui. Tra le varie visualizzazioni proposte c'era quella che suggerisce di trovarsi davanti ad uno specchio nel quale il soggetto osserva la propria immagine riflessa che cambia e si trasforma, si modifica in senso migliorativo, sia nell'aspetto estetico che in quello interiore, stimolando un nuovo modello di sviluppo. Lo specchio ha accompagnato Roberto in altre occasioni visitazionali di sé mentre accarezzava le varie parti del corpo del partner e ne percepiva il piacere, seppur escludendo ancora le zone genitali. A tale visualizzazione ne sono seguite altre, orientate all'intesa e allo scambio, finché l'uomo non ha visualizzato il proprio rapporto sessuale, momento per momento, come se lo vedesse alla moviola, avendo un atteggiamento critico ed essendo disposto a tornare indietro per cogliere gli atteggiamenti errati e correggerli, per definire immagini positive di sé e di intesa con l'altro. Queste visualizzazioni possono rinforzare ogni effetto di riuscita e far vivere, gustare, percepire ogni singola espressione che precede l'atto sessuale, e durante il rapporto si può essere colpiti dai vari aspetti gradevoli e positivi del partner. Tali visualizzazioni di immagini seguivano ad altre proposte in precedenza per evidenziare il piacere ricevuto dalla moglie e ripercorrere i tanti momenti di vita trascorsi assieme a lei nello scambio di intese.

Queste esperienze hanno permesso di eliminare la ridotta sensazione soggettiva di eccitazione sessuale e di piacere, per stimolare spinte propositive nell'atto sessuale a conferma di una ritrovata, valida e perdurante erezione nella penetrazione. Ora Roberto vive il rapporto sessuale con stabilità emotiva, con nuovo vigore e guarda la moglie con occhi pieni di desiderio.

Entrambi i coniugi si sono presentati assieme nell'ultimo incontro programmato, dichiarando di agire con soddisfazione, senza precauzioni, nella speranza di un figlio. Quella pianura uniforme e monotona dai confini oscuri e nebbiosi è divenuta una prateria verdeggiante e fertile, un giardino fiorito: gli alberi nudi si sono rivestiti di foglie. Nuovi modi di essere con diverse strutturazioni di intesa che confermano la validità del processo seguito e la solidità su cui si è basata la fine del percorso clinico.

Bibliografia

Barber T., *Ipnosi: un approccio scientifico*, Roma, Astrolabio, 1972.

Chertok L., *Ipnosi e suggestione*, Bari, Laterza, 1990.

Erickson M.H., *Tecniche di suggestione ipnotica*, Roma, Astrolabio, 1979.

Marchesan M., *Dizionario di ipnopsicologia*, Milano, Istituto indagini psicologiche, 1971.

Pesci G., *Psicoterapia ipnotica*, in «L'Insegnante Specializzato», Firenze.

Capitolo X

TERAPIA DELLA COPPIA: RITROVATE LE INTESE

Premessa

La relazione fra due partner può trovare garanzie nello scambio delle disponibilità, in un costrutto simpatetico che non li espone alla ricerca della felicità vacua, che potrebbero non incontrare mai, ma del piacere di creare opportunità in cui il dare all'altro e il ricevere dall'altro coincidono in un dialogo che trova nell'appagamento dei desideri il culmine dell'intesa. Uno stare assieme per confidare e consolidare progetti, sogni, prendere decisioni importanti, saper gestire i contrasti, accettare di non essere d'accordo, ma ben predisposti al confronto, all'arricchimento che può derivare da orientamenti diversi di pensiero, essendo abili nel combattere la *routine*, cercando di rintracciare nuove idee, inediti interessi e disponibilità allo scherzo, ad ogni gioco che possa rendere attivo il patrimonio di una relazione sentimentale appagante. Questo, in breve, è il contenuto dello scrigno che garantisce alla coppia di rimanere unita, di essere capace di fronteggiare le vicende di vita e i conseguenti cambiamenti in una condizione dinamica che mantiene vivi i sentimenti e le emozioni dell'innamoramento.

Ma oltre a queste caratteristiche positive ce ne sono molte altre pronte a minare il rapporto fra i due partner, i quali, fragili per la mancanza di un affetto profondo, si trovano a vivere emozioni sempre più sfumate fino alla destabilizzazione dell'unione, quel coniugio accolto a volte senza una consapevolezza dei sacrifici richiesti per rimanere uniti. Quando sono in crisi, i partner comunicano poco e male, senza efficacia per poter giungere ad una intesa. Rimangono assieme, ma non più uniti nell'entità di coppia. Ciascuno è pronto a rimproverare l'altro per ciò che dà e non riceve, criteri di misura che consolidano le disparità e i disequilibri. In mancanza di risposte utili tra le due componenti è frequente che almeno uno dei partner chieda ad altri orientamenti per il cambiamento, scrive ai giornali, alle riviste, accoglie le risposte di quei maghi del "sapere senza conoscere" e lascia che lo guidino; si innescano così profondi vissuti di delusione e disillusione per ciò che non cambia, causando, con il passare del tempo, problemi alla relazione sempre più ispessiti. A questo punto i due partner, emotivamente troppo coinvolti per analizzare convenientemente la loro situazione, sull'orlo di una separazione legale e prima di constatare l'assoluto fallimento del loro matrimonio, con una decisione non sempre condivisa, si rivolgono allo specialista. Ma per liberarsi dalle tensioni, dal malcontento, per riconquistare la disponibilità al dialogo, fare una diversa lettura del passato e rendersi disponibili a considerare con maggiore obiettività le rispettive necessità, ristabilire delle nuove regole condivise e ritrovare la serenità coniugale, sono costretti a districarsi in un groviglio di proposte la cui scelta non è facile.

Nella pratica clinica si può incontrare infatti un procedere con la co-terapia, con la prescrizione del paradosso, con l'alternarsi di sedute singole a sedute congiunte, con processi attivi e direttivi di educazione o come consiglio alla coppia, così come non è raro che la terapia preveda "compiti" da svolgere a casa, che possono riguardare entrambi i partner o uno dei due, come ad esempio tenere un diario in cui annotare i loro pensieri, le loro sensazioni ed emozioni provate durante la settimana e di riproporli in seduta.

Nelle terapie di coppia attualmente praticate vi sono dunque differenze assai visibili nei tempi e nelle sedute, nel numero dei terapisti coinvolti, nelle tecniche di intervento utilizzate, nel filmare o meno le sedute, nello strutturare un *setting* in cui le componenti presenti si propongono *vis à vis* o che richiedono definizioni posturali diverse, così come vario è perfino il modo di definirsi dello specialista che a volte è arbitro, altre mediatore, ecc. Tutti questi indirizzi spesso si ispirano ad esperienze straniere, a criteri di vita differenti dai nostri, a organizzazioni di gruppi e sistemi familiari che non si rintracciano nella nostra cultura. Essi sono sostenuti da modelli concettuali di riferimento dotati di un ampio spettro di applicabilità, da cui dipendono le conseguenze cliniche; una selva in cui per una coppia non è facile orientarsi.

A questi sistemi, dopo una applicazione validata durata oltre trenta anni, si è aggiunto il Reflecting® (Pesci, Pesci, Viviani, 2003; Pesci, 2005; Pesci, Viviani, 2008), un metodo capace di sviluppare importanti cambiamenti. Si tratta di una pratica clinica innovativa, sperimentata in Italia, che promuove un rapporto interpersonale sostenuto da progetti di riforma affini ai diritti legittimi di ogni persona, una intercomunicazione valorizzata da simpatia, solidarietà e cooperazione, nell'ambito della quale lo specialista aiuta le componenti della coppia, con adeguati stimoli, a riflettere per comprendere e risolvere i propri disagi, le proprie perplessità e i propri indugi, fino ad influire in termini di soddisfazione e di prestazione e far trovare a ciascuno spazi e disponibilità a vincere le incertezze per tornare a comunicare. Le forze sinergiche, alleate con l'arte maieutica, facilitano in ciascuno il reperimento di enormi ricchezze ed energie interiori, consentono di trovare le chiavi idonee ad aprire quelle porte che permettono di scoprire e conoscere una diversa dimensione relazionale (Pesci, 2008).

Con il Reflecting® stare in relazione con la coppia significa dare inizio ad un percorso esplorativo con ciascuna delle componenti, vincere le resistenze, parlare di sé, offrire ad entrambe l'opportunità di esporre ogni elaborazione e ogni analisi e progressivamente scoprire e confrontarsi con i propri conflitti, impulsi, difese e motivazioni, per la conquista di una personale maturazione e un conseguente equilibrio da poter esprimere in ogni occasione di dinamica relazionale, contribuendo così alla soluzione dei problemi riguardanti rapporti interpersonali e sociali. Il Reflecting® rappresenta un valido aiuto per la coppia, in quanto consente un aumento in ciascuno dei suoi componenti della consapevolezza dei propri limiti, della tolleranza alle tensioni; aiuta a rintracciare le modalità con cui affrontare discrepanze e problemi con maggiore efficacia, a raggiungere la capacità di sopportare le frustrazioni e migliorare i rapporti fra di loro, nonché a guadagnare l'espansione della riflessione sulle false o deviate prospettive fino a realizzare una riduzione delle ansie e delle sofferenze, una maggiore fiducia reciproca, una spinta all'azione per un cambiamento e un miglioramento delle capacità critiche. Per ottenere questi risultati il metodo si avvale di ogni segnale comunicazionale, di codici semiologici che si basano sui principi di una idonea tonematica dialogica, una ricca linguistica funzionale, una conveniente scenografia espressiva e di lemmi con connotazioni associativo-simboliche, cui si aggiungono gli ausili delle polarizzazioni nello spazio, nel dinamismo e orientamento del gesto. Egli, sapendo distinguere le varie funzioni delle singole parole, degli effetti timbrici e ritmici, impiegando in modo mirato e consapevole le voci verbali, conoscendo gli effetti delle interiezioni e delle locuzioni, li utilizza con sensibilità, così come si serve della lingua dello sguardo, del corredo dei segnali facciali, di tutti i *medium* parlanti, compresi i silenzi e ogni gesto illustratore. Questi dinamismi si realizzano in un *setting*, una "cornice psichica" che delimita la dinamica relazionale e riguarda quell'insieme di criteri e di aspetti che consentono lo svolgersi dell'incontro comunicativo valorizzato da simpatia, solidarietà e cooperazione, un *setting* in cui non si ritiene utile registrare le sedute né con carta e penna né delegando a supporti ausiliari elettronici il deposito del ricordo. Una scelta, questa, che si basa sul principio di evitare alla persona ogni disagio e fastidio.

In quanto insieme di regole che conservano e garantiscono la specificità della relazione, il *setting* è arricchito con una disposizione degli arredi che nell'insieme concorre a costituire una situazione piacevole e transferale. Anche le sedie, apparentemente meri oggetti con una propria funzione, assumono un valore più alto, diventando strumenti essenziali alla definizione di un ambiente accogliente, così come il tavolo di cristallo, trasparente, simbolo di alleanza e di amicizia, permette di veicolare con maggiore impressione ogni segnale-stimolo alla coppia per aiutarla nel percorso di analisi. Un allestimento che trova completezza nell'illuminazione curata, e che risponde ad una precisa strategia di questa nuova disciplina, ad una scelta di principio e di metodo. Il cristallo, maieutico mediatore dell'interazione, è indispensabile in una relazione *vis à vis*, per avere l'occasione di inviare e far giungere alla persona segnali informatori e sollecitatori silenziosi, idonei a veicolare dialetticamente tutti i codici semiologici.

Dietro il *tavolo di cristallo* (Pesci, 2008), in aiuto alla persona, c'è lo specialista, una "levatrice" che non basa il proprio aiuto sulla volontà di confutazione, di correzione, di persuasione o dissuasione desunta dall'esclusiva funzione delle parole, ma agisce stando in ascolto della persona che parla di sé, con l'impegno di agevolare, facilitare, aiutare, favorire la riflessione in se stessa, in opposizione ai tentativi di incoraggiare, giudicare, criticare, incitare, spiegare.

La disciplina del Reflecting® offre la possibilità di stimolare con sistemi strategici, con fluidità, l'utilizzo di un lessico dalle espressioni poliritimiche e polidinamiche, di propagare e far rifluire gli effetti-segnale per vincere ogni pigrizia elaborativa, agevolare in ciascuno dei partner la competenza riflessiva e il bisogno di analizzare per trovare risposte utili da dare a se stesso e agli altri.

I principi richiamati dal Reflecting® si propongono anche come matrice nell'utilizzo del BedTest® (Pesci, 2007), un test psicologico-esplorativo[1], che rappresenta l'occasione per una eloquente analisi che interessa, oltre all'esistere diurno, quello notturno, il tempo in cui le componenti della coppia sostano nello spazio del letto durante il sonno. È assai diverso, sia nei modelli teorici che nell'applicabilità, poiché integra e completa un sistema i cui effetti clinici ne confermano la validità. Il BedTest® è un reattivo che, «con un materiale specifico a corredo, permette alla perso-

[1] L'utilizzo del BedTest, strumento diagnostico e di intervento, può essere appreso nel Corso di Pratica Professionale-Professione Psicologo tenuto dall'ISFAR (Istituto Superiore Formazione Aggiornamento e Ricerca), rivolto esclusivamente a Psicologi e a laureati in Psicologia.

na o alle persone, mentre raccontano, di realizzare praticamente le *locations*, l'ambientazione scenografica della propria storia», di esporre l'enorme quantità di segreti celati dalla vita trascorsa dormendo (cfr. *supra*, cap. I, p. 22). La scena, con le sue figure plastiche assume così una funzione-stimolo che serve ad evocare esperienze, ricordi e tendenze di grande importanza, ad analizzare, elaborare e rivelare l'impostazione affettiva della propria vita, di cui la persona non aveva affatto coscienza. Una visione scenica, quella del BedTest®, che mostra dunque vie nuove per diverse riflessioni tese al risanamento dei disagi psichici, affettivi e relazionali e una possibilità ricca e differenziata di accessi conoscitivi che, dall'analisi delle scene figurative realizzate, avvia a dare significato alle esperienze di vita. La rappresentazione tridimensionale di una situazione psichica inscenata figurativamente, come in una *pièce*, partendo dal centro della personalità, promuove una disponibilità ad avvicinarsi alla struttura sottostante il disagio e mostra con evidenza il significato di aspetti quasi sconosciuti fino a consentire alla persona di liberarsi dalle maschere, di districare l'ordito della problematica personale ed elaborare fruttuosamente l'adeguamento alla realtà. Facendo sostare il soggetto davanti agli ausili del test con cui ha costruito la scena, può favorirne l'analisi e far nascere un personale approccio interpretativo con cui prendere coscienza delle insoddisfazioni, delle tendenze represse, di ciò che ha impedito un idoneo sviluppo affettivo. Il BedTest® è adatto per identificare la dinamica dell'espressione corporea che i partner generano durante il sonno della notte, i rapporti interpersonali, le costellazioni di tendenze e la natura delle inibizioni; quei vissuti individuali e collettivi e quei fattori dinamici che condizionano le reazioni della persona nel vivere notturno, esponendo e rappresentando in tal modo la sua dimensione interiore, fino a consentire la scoperta della ricchezza, per mezzo di espressioni analogiche, delle prospettive su pensieri, sentimenti e comportamenti.

Per l'ampia opportunità che offre di espandere l'analisi delle connotazioni psicorelazionali e socio-affettive, questo test si è rivelato di grande utilità con le coppie. Esso si avvale di ogni libera e spontanea espressione e contribuisce assai significativamente alla comprensione della dimensione intima di ciascun partner, della sua natura, attitudini e modalità caratterologiche, fino a raggiungere le radici psicologiche dei comportamenti inadeguati. Indicazioni, formulazioni espositive ed esplicitazioni di sé non più taciute e accessibili all'altro, particolari scenici da cui la coppia può muovere verso l'elaborazione e la comprensione delle proprie problematiche e difficoltà.

Nel percorso proposto dal BedTest®, la persona, in quanto essere umano unico ed esclusivo, aiutata con le attenzioni rispettose proprie del Reflecting®, interpreta la problematica che si materializza nella costruzione, descrive i propri avvenimenti consci e inconsci fino a realizzare un positivo cambiamento, liberare nuove energie, superare gli ostacoli, raggiungere e consolidare uno sviluppo armonico della personalità.

Una modalità nuova, quella offerta dal Reflecting® e dal BedTest®, che assicura un intervento in aiuto alla coppia che si propone come una situazione psichica tranquilla, costruita sull'interazione rispettosa e sull'attesa di una personale disponibilità.

Il BedTest® con l'ausilio del Reflecting® aiuta le persone a sostare davanti agli scenari di vita diurna e notturna e garantisce un autentico incontro umano in cui il soggetto, con efficacia esclusiva, avverte in se stesso le contraddizioni e, nel muoversi lungo un percorso di conoscenza e consapevolezza, attiva desideri, mobilita emozioni e tendenze represse, fa affiorare esperienze sepolte e dimenticate, un chiarimento, un conoscersi singolarmente, un maturare autonomamente nella propria interiorità, per consentire di distinguere e conoscere ogni aspetto dell'altro.

Un metodo e un ausiliario distintivi, dunque, di cui si riporta qui di seguito l'impiego in una esperienza condotta con una coppia.

Presentazione e intervento clinico

La richiesta di aiuto viene formulata dalla moglie con una telefonata: «... Abbiamo avuto il suo nominativo da... io e mio marito abbiamo bisogno di venire da lei...». I due si presentano all'incontro puntuali, lei è davanti alla porta, entra per prima e lui la segue. L'accoglienza si consolida con una stretta di mano. La donna dice: "Sono Anna, ho telefonato io". Il marito si limita ad annunciare il suo nome: "Lapo". Vengono orientati verso la sala di attesa e con il *terzo occhio* si coglie la dinamica che si realizza tra loro per la collocazione in quello spazio. Lei siede sulla poltrona, lui va verso le riviste posate sul tavolino. Pochi minuti e vengono invitati ad entrare nello studio. Il terzo occhio fotografa la dislocazione: lei era ancora seduta sulla poltrona, lui in piedi, le volta le spalle con in mano una rivista. Nello studio entra prima la donna e l'uomo la segue: l'accoglienza all'interno del *setting* si attiene alle modalità del Reflecting®: "Accomodiamoci", un plurale che lo specialista deve rispettare ponendosi seduto assieme a loro. "I signori..."; l'utilizzo di un dato oggettivo apre l'incontro cui segue il breve silenzio per dare accesso alle loro dichiarazioni. Lei inizia a parlare con un fiume di parole, mentre lui gioca con le dita, le guarda una ad una, le tocca, le stropiccia, continua il suo gioco in silenzio senza intervenire. La donna afferma: "Mi sono sposata per amore, ma oggi sento che tutto sta naufragando irrimediabilmente... non vado più d'accordo con mio marito... lui diventa caro e gentile soltanto quando vuol fare all'amore... Nonostante tutto credo però di amarlo ancora... Non faccio altro che piangere... ho cercato di aprire un dialogo con lui, ma sono state parole sprecate... vede? Si dice che il matrimonio è un dialogo... guardi come dialoga lui... Sono estroversa con tanta voglia di allegria, lui è all'opposto... prima non era così... mi fa sentire vuota, inutile, mi faccio pena e mi odio, non ce la faccio più a continuare così... Nonostante faccia tutto io lui dice che ciò che fa lui è perfetto... Non siamo d'accordo neppure sull'educazione del bambino... io ho bisogno di calore e di gratificazioni, di affetto... Deve uscire da questo silenzio, da questa apatia... se come abbiamo condotto fino ad ora la nostra relazione non va più bene dobbiamo sperimentare modi diversi di stare assieme... cercare di inventare delle formule inedite, dei modelli nuovi, sostitutivi, diversi modi di vivere e di pensare...".

In questo monologo, di cui abbiamo riportato solo uno stralcio, nonostante le occasioni da noi offerte per proporsi al confronto, il marito non ha trovato disponibilità o spazi per intervenire. Solo quando Anna, la moglie, ha fatto riferimento al "trovare formule inedite" ha scosso la testa; in quel momento il nostro cenno e il nostro sguardo avrebbero dovuto aiutarlo a formulare il proprio pensiero, ma non ne è stato capace.

Dopo una pausa, la donna riprende a parlare dichiarando che, per bravo e buono che sia il marito, non è in grado di esaurire tutte le sue esigenze, che ha bisogno di esprimersi e di realizzarsi. È lei a prendere le iniziative ma, vedendo che lui non le condivide, si sente colpevole, ossessiva, noiosa, aggressiva, incontentabile e così finisce per odiare se stessa. Una altalena di impegni tesi a modificare il rapporto con il senso di colpa nel veder naufragare nell'indifferenza ogni proposta. Anna continua a descrivere questo labirinto da cui non c'è via d'uscita, finché il marito sbotta: "Una divergenza ormai troppo profonda… la sente? È lei che parla… parla solo lei… La vita di coppia è sfumata, si è dissolta proprio per questo…".

Assistiamo ad un processo interattivo in cui la donna afferma che debba essere l'altro a dover prendere delle iniziative, ma al tempo stesso è lei ad assumerle e a non lasciare spazi operativi o a denigrare, a criticare ogni tentativo pur timido di prenderle. A ciò si aggiungono l'analisi e la critica rivolta ad altri comportamenti, tra cui le pretese del marito che, rientrando a casa, spesso contemporaneamente alla moglie, dichiara che è stanco, si mette sdraiato sulla poltrona e chiede con tono imperativo: "Dammi qualcosa da bere". Egli cerca di attenuare le critiche dicendo ad esempio: "Lo chiedo per favore!". Siffatti aspetti in dinamica di coppia trovano sempre ragione di conflitto, attribuito al tentativo di schiavizzare, al modo di rispondere sgarbatamente, all'indisponibilità, alle risposte aggressive o che appaiono tali.

Ambedue, Anna e Lapo, si rinfacciano di non essere gentili – "Mai una gentilezza" –, lasciando l'impronta del conflitto che rimane forte e significativo ancora dopo alcune sedute.

La divergenza è profonda su tutto, ogni confronto vede ciascuno di loro in una serie di processi psichici e sociali che li collocano lontani dalle intese offrendo una fotografia, una descrizione che sfocia sempre nel dichiarare la mancata prospettiva di un matrimonio con tutti gli attributi di un paradiso terrestre. Nel rintracciare "la verità", come hanno detto entrambi, si rifanno a fatti concreti affidandosi al numero di intemperanze registrate dalla loro mente e da cui ora cercano di ricavare materiale produttivo per dichiarazioni con cui mettere a fuoco quella "verità" individuale sopraffattrice dell'altro. La produzione dei loro pensieri dedotti dall'analisi di fatti e situazioni, tuttavia, a mano a mano li tradisce e nel dichiarare aspetti da sollevare contro non possono fare a meno di dichiarare anche altro; ne derivano espressioni che suonano contrastanti, conflittuali.

Gli incontri, grazie alle stimolazioni alla riflessione richieste dal metodo, hanno dato seguito al dire e al denunciare, al parlare ed esprimersi: una evoluzione che dimostra quanto i due dalla loro oscurità riuscissero pian piano a far affiorare ed esporre il loro sentire.

La ribelle contestatrice dal discorso sciolto ed esplicito, che dice: "Mi ha rotto!", ora si propone quasi divertente, poiché è capace di dire ad un tempo che l'essersi "rotta" le fa venire il desiderio di farsi una doccia, "e con maestria!". A Lapo, nel bel mezzo delle sue esternazioni, capita di definire la moglie inibita e pure generosa e nel lamentarsi che in casa "ci si spacca il fegato a litigare", rileva anche che c'è qualcosa di complementare tra loro che è un po' difficile tradurre. Si ricorda che qualcuno aveva detto che il matrimonio è come la cravatta: il problema è di non stringere troppo. Dice di sentirsi stretto, ma poi fa riferimento al fascino e all'attrazione della moglie. Mentre afferma di essere triste e che istintivamente taglierebbe la corda, si interroga su che cos'è la felicità e che prova quasi un'ansia di solidarietà.

Gli incontri si susseguono e Anna riconosce di essersi guadagnata per paradosso il diritto ufficiale di rompere le scatole, ma che ha anche molto rispetto per il prossimo; annota con piacere che accanto al marito si è sentita protagonista, ma anche tenera, devota, sensibile. Afferma che Lapo non è un tipo indulgente, che è troppo padrone di sé, ma prende atto che vorrebbe essere autonomo, riferisce di anatemi che scaglia gridando, che questo la fa sentire sollevata e si chiede se è giusto che una donna liberata si senta smarrita; una lettura di entrambi ancora molto confusa che dimostra però un accesso alla riflessione su uno spartito di vita più ampio.

All'iniziale studio su situazioni di vita degli stati di veglia è seguita anche un'analisi del vivere notturno della coppia per dare così completezza e chiarezza alle conoscenze ed esperienze e per mostrare loro le rispettive responsabilità nell'aver contribuito ad instaurare una situazione insoddisfacente e conflittuale.

Alcune settimane più tardi la seduta ha infatti inizio con la proposta del BedTest® con cui realizzare le costruzioni sceniche per illustrare tutti quegli aspetti significanti complessi del vivere notturno. L'uomo con in mano un manichino, dopo un po' riesce a spiegare quale costruzione sta realizzando; la moglie, che non è affatto d'accordo su quanto detto da lui, modifica la creazione scenica sollevando un gran numero di obiezioni. Lui propone la donna vicina a sé, ma lei prende il manichino, lo sposta e lo spinge all'estremità del letto; nasce così un dissidio che trova continuità in ogni successiva figurazione scenica. Nonostante i due dormissero nello stesso letto, al termine dell'incontro erano ancora aperte le questioni su ciò che era permesso sapere all'uno dell'altro. La volta successiva trovano tutto come l'avevano lasciato e, nel constatare che non erano stati in grado di iniziare una pur minima costruzione scenica, decidono assieme di essere più collaborativi. Ma la disponibilità, anche in questo caso, dura ben poco: Lapo, per conto proprio, dopo molto tempo, si dichiara adagiato nello spazio destro del letto sul fianco destro, abbracciato al cuscino, ricoperto da lenzuola e coperte fin sopra la testa, e lo dimostra coprendo il manichino e ponendolo in questa esatta posizione. Ma sia la sua dichiarazione che la sua dimostrazione vengono immediatamente contestate da Anna, che si impossessa del materiale per modificare la scena e apostrofa il marito come "bugiardo".

Il conflitto e il distacco sono emersi in maniera palese proprio nel momento in cui i due hanno utilizzato lenzuola e coperte; lei le ha rincalzate intorno al proprio manichino e lui le ha attribuito, anche per questo, la responsabilità di voler creare una barriera e ha confermato la sua tesi rimproverandole di vestirsi per la notte con pigiami pesanti e calzini, a dimostrare "un voler bene solo a se stessa e stare bene solo con se stessa".

Nel minuscolo palcoscenico del BedTest® opposizioni e conflittualità trovano ampia conferma dagli elementi forniti sul vivere notturno di Anna e Lapo, tratteggiati dalla figurazione scenica, descrizioni difficili per la consapevolezza di ciascuno che ogni scenografia evidenzia una personale situazione interiore e pone in luce il nucleo dei rapporti interpersonali. Le rissosità hanno continuato ad alimentare il dissidio lungamente, denunciando la mancanza di disponibilità finché, con gradualità, opportuni stimoli alla riflessione hanno consentito alla coppia di analizzare ogni recesso, di recuperare, far emergere ed esprimere le illusioni e le delusioni, di trovare risposte utili per nuovi equilibri, di ridurre di intensità il dissidio lasciando emulsionare una verità condivisa.

Il clima, divenuto collaborativo e complementare, ha permesso di raggiungere esposizioni sceniche confermate e garantite da entrambi i partner, capaci ormai di accogliere l'uno dall'altro modifiche alle composizioni concepite, di riflettere assieme e sollevare questioni senza sottrarsi ai suggerimenti, e definire così lo scenario in cui si rappresentano nello spazio notturno. Durante il gioco scenico sono emersi i disagi, le apprensioni, i timori, le paure; sono state dichiarate aspirazioni non soddisfatte, il bisogno di affetto e di protezione, la presenza di sentimenti di ambivalenza, il desiderio di una vita indipendente; tante enunciazioni, le più diverse e le più spontanee esposte ormai senza pregiudizio, nella consapevolezza che tutte avrebbero favorito l'uscita dall'isolamento. Il BedTest® ha offerto dunque a questi coniugi una occasione di grande apertura su aspetti di vita che altrimenti sarebbero rimasti sconosciuti e ha consentito loro di rintracciare e definire l'esistenza delle cause scatenanti i loro problemi che, per altri che non utilizzano questo ausiliario, spesso rimangono nascosti.

Anna e Lapo, nel *setting* congiunto, pur con incertezze e inquietudini o con dispiegamento delle difese comuni, alla ricerca di soluzioni delle problematiche, con le sollecitazioni alla riflessione nel rispetto dei principi della disciplina del Reflecting® sono arrivati ad aprirsi e a confrontarsi, ad esporre le proprie fantasie, angosce e pensieri in presenza dell'altro, ad analizzare ogni particolare cercando di trovare delle risposte.

Sono collaborativi, si sono resi conto che per migliorare il rapporto di coppia, è necessario che modifichino i propri passi, le proprie reazioni e i propri comportamenti e per questo si sono resi sempre più disponibili ad accogliere i suffragi stimolatori del Reflecting® e, se pur con difficoltà, a far giungere in superficie ed elaborare ogni nota informativa dell'individuale testimonianza.

I ruoli di perturbatore, di elemento più squilibrato, di capro espiatorio, dell'apprensivo e dell'ansioso, così come del violento, vengono analizzati in una prospettiva nuova dove si riconosce che nello tesso tempo ciascuno può essere vittima e responsabile.

Al termine del percorso clinico la coppia ha compreso che può essere presente una prigionia reciproca di ruoli e che ciascuno può essere figura complementare dell'altro in un grado estremo di dipendenza e che magari può essere il più debole a tenere in scacco l'altro con il ricatto affettivo della propria debolezza. I partner sono divenuti capaci di riconoscere e controllare le emozioni irrazionali del loro comportamento, fronteggiare aspetti che possono determinare una situazione morbosa, chiarire gli atteggiamenti oppressivi e traumatizzanti, rintracciare una diversa disponibilità a fronteggiare conflitti e attriti.

La dinamica, nel volgere al termine, ci permette di registrare scambi tra i due coniugi del tipo: «... Non sono più smarrito... non mi intimidisci più e questo mi fa sentire sollevato»; «...Una distesa pace interiore...», «È un po' difficile da spiegare quello che io voglio dire... ma... io sono in pace... non sento di avere obblighi con mia moglie... non mi sento più insicuro», «Ero arrivato a pensare che mia moglie fosse una incomprensiva... crudele mentale... la paura di trovarmi a tu per tu con mia moglie... la paura dei suoi rimproveri...», «Lei mi rimproverava dei miei scarsi entusiasmi amorosi e in effetti ero insoddisfatto sessualmente... evidentemente non era solo colpa mia se qualcosa non funzionava... ora tutto funziona... le prove amorose confermano che tutto funziona... con lei mi diverto».

Vivono ambedue la carica umana, la voglia di condividere con l'altro le rispettive aspirazioni e il profondo piacere di aver modificato il tipo di vita che stavano vivendo, la voglia di essere più veri, più se stessi, di avere scelto valori come il rispetto, il diritto di condividere i momenti di fatica e di gioia. Vivono del nuovo, dell'autentico desiderio di riuscire a stare bene assieme, a comunicare liberi da ogni condizionamento, a dialogare fra un io, il marito, e un tu, la moglie, nel costante desiderio di conoscersi e di riconoscersi.

Questo completarsi spinge la donna a fare importanti dichiarazioni: «... Sono riuscita a fare la radiografia della mia posizione reale... lui mi ha aiutata... prima scarsa, imprecisa, spesso inattendibile, inadeguata... Non nego ciò che ero... la mia vita pratica era zeppa di cose dispersive, di esigenze... tante esigenze... di pretese... noiosa... intollerante»; «Non mi rendevo conto di essere divenuta anonima per lui... la sua esemplare idealità di donna non era la donna in jeans e io non portavo più le mie gonne, i miei blouson, i miei chemisier... avevo disperso la mia magia, l'eleganza di stile...». Era stato inutile pensare di iniziare un gioco senza accordo, senza aver in precedenza stabilito le regole, un gioco che aveva prospettato lei anche per il marito, invertire i principi su cui si erano basati i loro sentimenti e le loro passioni per individuare altre alternative, credere che nuovi giochi di parole potessero avere identiche proprietà stimolatorie, come provare a dire al marito che lo odiava, e lui doveva rispondere: "Sei sicura?", oppure aggredire dicendo: "Ti odio anch'io" e si doveva continuare con: "Sei la persona più odiabile" con risposta: "Anche tu". Oppure proporre rituali infarciti di amore gastronomico con i piatti colmi di ostriche, tartufi ed erbe con sostenuti spettri afrodisiaci. L'amore di Anna ha smesso di essere egoistico, esclusivo, selettivo quando lei ha vinto il timore di chiedere, di confrontarsi, quando ha iniziato ad amare il mondo, la vita, la persona che le stava vicino. Ha smesso di essere intollerante, critica e infastidita da ogni atto del partner, a cominciare dalla vestizione. Rimproverava Lapo di non sapersi vestire e in particolare svestire, era innervosita dal suo lungo silenzio che certo portava ad innervosire anche lui mentre era alla ricerca di bottoni e cerniere che ritardavano a funzionare.

La donna ha riguadagnato il rapporto e assieme al marito è tornata a capirsi, a vivere con desideri reciproci. Sospirando dice: «...Era una storia d'amore stroncata... io credo ancora nella femminilità... assieme l'abbiamo recuperata... È fantastico sentire il mio corpo che si sveglia lentamente al tatto, alle carezze di mio marito capace di dolcezze, gentilezza, di dare felicità...». «Tante erano le cose che ci frenavano un tempo... abbiamo rotto quelle inibizioni difficili... ritrovato il calore... soggiorni intimi... un rapporto sincero e solido...». «Ricordo quando abbiamo parlato di noi con il BedTest®... tutto dimostrava la nostra incapacità di stare assieme... sembra ormai far parte di un passato lontanissimo... anzi ci ho pensato solo adesso...».

Con i metodi seguiti nel nostro Centro Studi Specialistici *Kromos* Anna e Lapo sono stati aiutati in un momento difficile della loro vita di relazione a rintracciare i veri problemi, a ristabilire la comunicazione e a soddisfare ampiamente il rinnovato rapporto di coppia. Ad ogni partner è stata data la possibilità di promuovere idonee riflessioni, di destare, sviluppare ed organizzare un'azione della volontà, di aprirsi la strada al cambiamento. Una molteplicità di stimoli alla riflessione che hanno tradotto i coniugi ad analizzare il proprio essere e il proprio esistere finché ognuno di loro non ha sentito dentro di sé la forza e il desiderio di interrompere il circolo vizioso che alimentava la persistenza del problema ed uscire dal processo di cristallizzazione del disagio, fino a individuare i problemi relativi al rapporto di coppia. La riflessione li ha avviati a trovare gli strumenti di risoluzione dei conflitti, a raggiungere una personale adeguatezza nel prendere decisioni e una diversa reciproca disponibilità. L'intervento, che ha avuto una durata complessiva non molto lunga, ha prodotto i suoi effetti: i due coniugi si sentono più sereni, sono tornati a comunicare e hanno ripreso ad avere rapporti sessuali. Ora riescono a correggere le aspettative irrealistiche, a soddisfare i propri bisogni, a vivere non il partner idealizzato, ma quello reale, al quale sono tornati a riconoscere un grande valore, entrambi con un forte bisogno di intimità in cui di nuovo prevalgono la passione e la vita sessuale soddisfacente. Le cose sono molto cambiate, l'*iter* di un intervento condotto nel rispetto dei principi del Reflecting® ha fatto affiorare i veri problemi, l'esistenza di forti conflitti interni o addirittura di controversie esplosive, contro i quali ciascuno ha trovato la capacità di resistere, di chiarirli con l'altro senza danneggiarsi, senza punirsi a vicenda, scoprendo le pretese reciproche e le risposte conseguenti, di comprendere ciò che si ha in comune per ricominciare una convivenza nuova.

Affrontata la disillusione strutturata sulla pretesa di avere accanto un partner uguale a quello che avrebbero voluto, senza più accusare o colpevolizzare nessuno, cessate le minacce reciproche e il punirsi vicendevolmente, come in una specie di competizione a chi soffre di più o a chi può far soffrire di più l'altro, ritrovata la capacità di comunicare, il rapporto tra Anna e Lapo ora si basa sulla conoscenza reciproca e sulla stabilità e ciascuno cerca di soddisfare i bisogni reali dell'altro con il desiderio di gratificarlo.

La coppia, organismo diadico complesso, scoperti i suoi segreti, si è dotata di una economia affettiva peculiare che trascende l'individualità e si caratterizza per motivazione e sincerità.

Bibliografia

PESCI G., *BedTest: test psicologico esplorativo*, Firenze, Edizioni Scientifiche ISFAR, 2007.

–, *Il tavolo di cristallo*, Roma, Ma.Gi., 2008.

PESCI G., VIVIANI A., *Il facile mestiere di genitore: Dinamismi figurativi per Riflettere*, Roma, Ma.Gi., 2008.

PESCI G., PESCI S., VIVIANI A., *Reflecting: Un metodo per lo sviluppo del Sé*, Roma, Ma.Gi., 2003.

PESCI S. (a cura di), *Manuale di Reflecting*, Roma, Ma.Gi., 2005.

CONCLUSIONI

Il Centro Studi Specialistici *Kromos* di Firenze ha tratto dalla ricerca, dalla sperimentazione e dall'esperienza professionale, orientamenti specifici in progressiva espansione, fornendo solide fondamenta alla pratica clinica. Esso si è sviluppato nel tempo con fervente vitalità e, grazie al suo dinamismo culturale e formativo, ha avuto un rilievo assai significativo sul territorio, fino ad assumere una funzione pilota negli interventi d'aiuto. La tenacia nella ricerca, sollecitata dall'esigenza di perfezionare modalità idonee a favorire persone bloccate in situazioni di impedimento, di complessa problematicità ed *impasse*, ha permesso di ampliare conoscenze, competenze ed abilità. Il volume vuole essere una testimonianza di tale attività innovatrice, presentando ad un ampio, ma competente pubblico, un sapere e un saper fare utili all'acquisizione o all'aggiornamento di abilità professionali. Tra il variegato ventaglio di testi dedicati alla trattazione di teorie, approcci e differenti scuole di pensiero in ambito clinico, esso si contraddistingue come *unicum*, come una raccolta articolata di esperienze sul campo.

In queste pagine abbiamo illustrato molti metodi da noi adottati, che nel tempo sono stati sempre più affinati mediante l'apporto, con rigore scientifico e metodologico, di modifiche rilevanti che li hanno resi essenziali a fronteggiare efficacemente, nel rispetto della globalità della persona, ogni tensione, disadattamento e disequilibrio, attraverso strategie atte a stimolarne l'iniziativa, trasmetterle forza e sicurezza reattiva, chiarezza ed espansione del pensiero, farle assumere consapevolezza del proprio corpo e del proprio io-cinesico, promuovere stimolazioni emotivo-affettive e creare un clima emozionale di fiducia e di simpatia.

Tali metodi hanno caratterizzato i diversi interventi specialistici esposti, volti ad affrontare le criticità delle più diverse tipologie di persone. La concretezza nell'operare mostrata dagli specialisti ha condotto a potenziare abilità e disponibilità, ad offrire opportunità di riequilibrio, a sanare le crisi e vincere le aridità relazionali, permettendo di rintracciare linguaggi utili per proficue comunicazioni di scambio. Dalle esperienze illustrate ben si evidenzia, oltre alla pluralità delle richieste, anche la versatilità operativa che le ha soddisfatte. Gli interventi si sono mostrati validi nel produrre i movimenti personologici attesi nei comportamenti e negli stili di vita di persone di ogni età, singole e coppie, le cui problematicità necessitavano di adattamenti continui e di continue ristrutturazioni.

Il Centro *Kromos* ha ampliato sempre di più la sua dimensione scientifica, raggiungendo quella conoscenza necessaria che gli ha consentito di intervenire con prassi concrete; chiara dimostrazione di quanto è possibile realizzare di intesa con tante componenti e offrire al sociale risposte consistenti e più estese tutele; psicologi, psicoterapeuti e pedagogisti clinici, coadiuvati da una rete di altri professionisti sanitari, educativi e legali, tutti concordi nell'affrontare le diverse sfumature dei problemi.

Leggendo questo testo, chi è ormai disilluso da molti altri vuoti tentativi di risoluzione, può intravedere una reale possibilità di riacquisire i propri entusiasmi vitali, di aprirsi di nuovo al mondo e agli altri con solidità e sicurezza e di non essere più sottomesso a paure ed ansietà. Sostenuto da un adeguato aiuto e motivato al cambiamento, si può infatti intraprendere un percorso, complesso, ma al tempo stesso premiante, mirato all'attivazione delle proprie risorse e potenzialità, trovando in se stesso un nuovo orizzonte, una direzione percorribile.

Dopo la disamina degli strumenti e delle loro applicazioni, dopo aver fornito esempi che abbracciano l'intero arco della vita e l'eterogeneità delle problematiche psichiche, dopo aver dato spazio a storie distintive di una realtà individuale e a generalizzazioni di *framework*, ci sembra di poter concludere nella consapevolezza di aver suscitato la curiosità, il desiderio di approfondire e apprendere, l'interesse sull'esistenza di importanti metodi nati dal confronto con i bisogni dei soggetti in difficoltà, e che si sia potuta diffondere la ferma convinzione che la qualità, la conoscenza e la competenza di specialisti diversi coesi in un gruppo collaborativo possano migliorare la progettazione e realizzazione di interventi, rintracciando innovative, convenienti e necessarie strategie al fine di rinvigorire con nuova linfa, concretezza ed efficacia gli odierni scenari delle discipline cliniche.

BIBLIOGRAFIA DI APPROFONDIMENTO

ARMEZZANI M., *L'indagine di personalità*, Roma, Carocci, 2003.

BASTIANONI P., SIMONELLI A., *Il colloquio psicologico*, Roma, Carocci, 2001.

BELLAK L., BELLAK S.S., *CAT-Test di Appercezione Tematica per Bambini*, Firenze, Organizzazioni Speciali, 1957.

BENDER L., *Bender Visual Motor Gestalt Test*, Firenze, Organizzazioni Speciali, 1992.

BERMOLEN A., DAL PORTO M.G., MORETTO L., *La via del simbolo: Psicodramma olistico e tecniche espressive in gruppi di crescita*, Roma, CVX, 2001.

BONISTALLI E., PESCI G., *I giochi del triangolo*, Torino, Omega, 1987.

BOULE F., *Manipuler, organizer, représenter, prélude aux mathématiques*, Paris, Armand Colin, 1985.

BRUNET O., LEZINE I., *Scala di sviluppo psicomotorio della prima infanzia*, Firenze, Organizzazioni Speciali, 1967.

BUCK J., *The house-tree-person technique*, Los Angeles, Western Psychological Service, 1970.

CARLI R., PADOVANI F., TRENTINI G., *La diagnosi psicologica*, Milano, Etas Libri, 1972.

CARLINO BANDINELLI A., MANES S., *Il disegno del bambino in difficoltà. Guida all'interpretazione dei test della figura umana, della famiglia, dell'albero e della casa*, Milano, Franco Angeli, 2004.

Castellazzi V.L., *Il test del disegno della figura umana*, Roma, LAS, 2003.
—, *Il test del disegno della famiglia*, Roma, LAS, 2006.
—, *Il test del disegno dell'albero*, Roma, LAS, 2007.
Caviglia G., Del Castello E., *La diagnosi in psicologia clinica*, Milano, Franco Angeli, 2004.
Corman L., *Il disegno della famiglia*, Torino, Bollati Boringhieri, 1976.
Cornoldi C., *Le difficoltà di apprendimento a scuola*, Bologna, Il Mulino, 1999.
Crotti E., *E tu che albero sei? Come interpretare la personalità attraverso il disegno dell'albero*, Milano, Mondadori, 2006.
Dal Porto M.G., Bermolen A., *La fiaba come risveglio dell'intuizione*, Roma, Ma.Gi., 2002.
Danielski V., *"Sogni ad occhi aperti" ovvero Favole che aiutano a crescere*, Catanzaro, Rubbettino, 1985.
Davison G.C., Neale J.M., *Psicologia clinica*, Bologna, Zanichelli, 2000.
Dossick J., Shea E., *Pedagogia creativa: 52 esercizi per i gruppi*, Roma, Ma.Gi., 2002.
Düss L., *Favole della Düss*, Firenze, Organizzazioni Speciali, 1957.
Fromm E., *L'arte di ascoltare*, Milano, Mondadori, 1994.
Gaiffi S., Pesci G., Velani A. (a cura di), *L'handicappato nella realtà scolastica*, in «Atti del I Convegno Regionale ASSIO», 27-28 ottobre 1984, Firenze, ASSIO, 1984.
Galifret-Granjion N., *Batteria Piaget-Head*, Firenze, Organizzazioni Speciali, 1980.
Goodenough F.L., Harris D.B., *Test della figura umana*, Firenze, Organizzazioni Speciali, 1977.
Hathaway S.R., McKinley J.C., *MMPI-2 Minnesota Multiphasic Personality Inventory*, Firenze, Organizzazioni Speciali, 1995.
Imbasciati A., Ghilardi A., *Manuale clinico del T.A.T.*, Firenze, Organizzazioni Speciali, 1994.
Irwin E., *Il rilassamento psicofisico*, Roma, Astrolabio, 2002.
Koch K., *Il reattivo dell'albero*, Firenze, Organizzazioni Speciali, 1993.

KRUG S.E., LAUGHLIN J.E., *CDQ-Scala di Depressione IPAT*, Firenze, Organizzazioni Speciali, 1979.

KRUG S.E., SCHEIER I.H., CATTELL R.B., *ASQ-Scala d'Ansia IPAT*, Firenze, Organizzazioni Speciali, 1979.

LE BOULCH J., *Lo sviluppo psicomotorio dalla nascita a sei anni*, Roma, Armando, 1984.

LEUNER H., *Il vissuto immaginativo catatimico*, Roma, Città Nuova, 1984.

LIS A., *Psicologia clinica*, Firenze, Giunti, 1993.

LIS A., VENUTI P., DE ZORDO M.R., *Il colloquio come strumento psicologico: ricerca, diagnosi, terapia*, Firenze, Giunti, 1995.

LÜSCHER M., *Il test dei colori*, Roma, Astrolabio, 1976.

MACHOVER K., *Personality projection in the drawing of the human figure*, Springfield, Thomas Publisher, 1948.

—, *Drawing of the human figure*, in H. Anderson, G. Anderson, *An introduction to projective techniques*, New York, Prentice-Hall, 1951.

MANES S. (a cura di), *Giochi per crescere insieme. Manuale di tecniche creative*, Milano, Franco Angeli, 2007.

MARC E., *Le guide pratique des nouvelles therapies*, Paris, Rets, 1981.

MINKOWSKA F., *Le test de la maison chez les sujets appartenant aux différents groupes ethniques*, Communication au Congrès des médecins et aliénistes de langue française, Marseille, 1948.

MURRAY H.A., *T.A.T., Test di Appercezione Tematica*, Firenze, Organizzazioni Speciali, 1992.

OLIVERIO FERRARIS A., *Il significato del disegno infantile*, Torino, Bollati Boringhieri, 1985.

PANERAI A.E., *Che stress! Effetti sulla salute, consigli pratici, terapie*, Milano, Tecniche Nuove, 2002.

PASSI TOGNAZZO D., *Metodi e tecniche nella diagnosi di personalità: i test proiettivi*, Firenze, Giunti, 1999.

PERENSON L., *L'immagine mentale in psicoterapia*, Roma, Città Nuova, 1983.

PESCI G., *Rieducazione e terapia: metodiche di intervento a favore di soggetti in difficoltà*, Roma, Bulzoni, 1982.

—, *Psico Con Tatto: Training rieducativo e psicoterapeutico*, Torino, Omega, 1987.
—, *Come sconfiggere la disgrafia*, Roma, Bulzoni, 1994.
—, *La diagnosi pedagogica*, Roma, Armando, 2004.
—, *Ergopedagogia*, Roma, Armando, 2006.
Pesci G., Mencattini G., *Autonomia e coscienza di sé*, Roma, Ma.Gi., 2006.
Pesci G., Russo, L., *L'anamnesi: un colloquio per conoscere significati complessi*, Roma, Ma.Gi., 2006.
Pesci S. (a cura di), *IsfarTest*, Firenze, Edizioni Scientifiche ISFAR, 2007.
Raven J.C., *Matrici Progressive di Raven*, Firenze, Organizzazioni Speciali, 1969.
Saraceni C., Montesarchio G., *Introduzione alla psicodiagnostica*, Roma, Carocci, 2004.
Shone R., *La visualizzazione creativa*, Roma, Astrolabio, 1984.
Solano L., *Tra mente e corpo. Come si costruisce la salute*, Milano, Cortina, 2001.
Stamback M., *Tre prove di sincinesi*, Firenze, Organizzazioni Speciali, 1980.
Stora R., *La personalité à travers le test dell'arbre*, in «Bulletin Psychologie», 1964.
Vayer P., *Educazione psicomotoria nell'età scolastica*, Roma, Armando, 1974.
Wechsler D., *WISC-R, Wechsler Intelligence Scale for Children Revised*, Firenze, Organizzazioni Speciali, 1986.
Weitzenhoffer A.M., Hilgard E.R., *Scala Stanford di Suscettibilità Ipnotica*, Firenze, Organizzazioni Speciali, 1975.
Zanibelli G., *Elementi fondamentali di psicomotricità*, Padova, Piccin, 1978.
Zanobini M., Usai M.C., *Psicologia dell'handicap e della riabilitazione*, Milano, Franco Angeli, 1999.

Made in the USA
Monee, IL
04 November 2026

67386657R00115